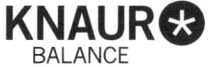

KNAUR✳
BALANCE

ANNIKA ZIMMERMANN

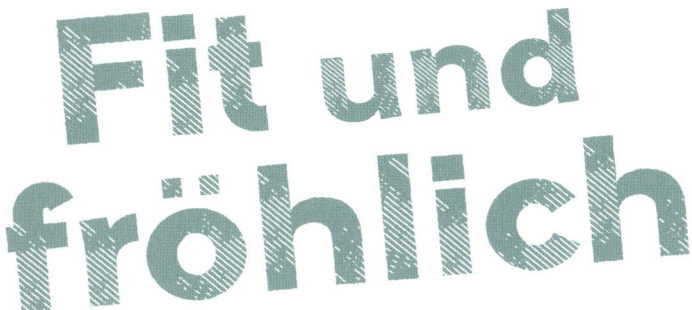

Fit und fröhlich

Durch mehr Energie zu deiner idealen Work-Life-Balance

Fotos von Ruben Elstner

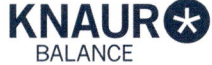

KNAUR
BALANCE

Besuchen Sie uns im Internet:
www.knaur.de

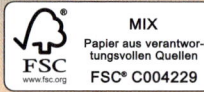

© 2018 Knaur Verlag
Ein Imprint der Verlagsgruppe Droemer Knaur GmbH & Co. KG, München.
Alle Rechte vorbehalten. Das Werk darf – auch teilweise –
nur mit Genehmigung des Verlags wiedergegeben werden.
Bildnachweis: Fotos Innenteil: Seite 12, 15, 79, 118, 119, 121, 127, 150 (privat);
alle weiteren von Ruben Elstner
Hintergrundbild (Himmel) und S.94: Shutterstock.com
Co-Autor: Timo Kirchenberger
Redaktion: Anke Schenker
Covergestaltung: Veronika Preisler, München
Coverabbildung: Ruben Elstner
Reproduktion: Repro Ludwig, Zell am See
Layout und Satz: Veronika Preisler, München
Druck und Bindung: Uhl, Radolfzell
ISBN 978-3-426-67558-8

5   4   3   2   1

INHALTSVERZEICHNIS

HALLO DU! ☺

Ja, du!

Denn um dich geht es hier. Um dich allein. Ich versuche auf den folgenden Seiten dieses Buches, dir die beste Unterstützung zu geben, die mir möglich ist. Du suchst nach einem Fitnessprogramm, das funktioniert. Oder nach einem Ernährungskonzept, das du auf Dauer einhalten und umsetzen kannst. Du suchst nach einem Plan, damit du all das mit deinem Vollzeitjob erfolgreich und langfristig in deinen Alltag integrieren kannst. Du willst »Fit und fröhlich« (FuF) werden und langfristig bleiben. Und du bist hier genau richtig dafür!

Ich sage dir: Niemand, weder du noch ich, ist perfekt. Und das ist auch gut so! Das macht das Leben lebenswert. Und du sagst am Ende hoffentlich, dass es auch lebenswerter für dich geworden ist, weil du fit und fröhlich bist und einen gesunden Lifestyle für dich finden konntest. Er soll für dich selbstverständlich werden. Wie das Zähneputzen.

Dieses Buch ist eine Reise in kleinen Schritten und mit klar strukturierten Etappen. Die erste hast du von ganz allein geschafft: Du hast dieses Buch gekauft! Und dazu möchte ich zu Anfang einmal kurz ins Allgemeine abdriften: Jede Reise beginnt mit einem ersten Schritt. Deine Reise ist gestartet. Bei deinen weiteren Schritten möchte ich dir gerne helfen.

Du bekommst dazu einen bis ins Detail vorgefertigten Reiseplan, den du ganz individuell an dich anpassen kannst. Dabei will ich dich an die Hand nehmen. Über 6 Etappen definieren wir, was dich wirklich stört und welche Ziele du dir setzt. Ich erkläre dir wichtige Inhalte zu den Themen Ernährung und Fitness und gehe daneben verstärkt auf Alltagsmanagement und meine sogenannten »Softskills« ein. Dabei erzähle ich immer mal wieder, wie ich das so mache oder gemacht habe. Wir gehen den Plan in einzelnen kleinen Schritten miteinander durch. Mit jedem weiteren Schritt weißt du am Ende, was beim nächsten auf dich wartet. Genau dieses Sicherheitsgefühl möchte ich dir mit diesem Buch vermitteln. Am Ende wirst du alles Notwendige an der Hand haben, um auf Reisen gehen zu können.

Aber gleichzeitig solltest du wissen, dass du auf eine Reise gehst, die nie zu Ende ist. Du wirst danach nicht von jetzt auf gleich der oberfitte, fröhliche Mensch geworden sein und das dann dein Leben lang bleiben. Nein, du wirst dein Leben lang daran arbeiten. Aber du hast einen Plan, wie du das schaffen kannst, und du hast die Gewissheit, es auf diese Weise schaffen zu können. Ich biete dir hier eine direkte Ansprache und Herausforderung. Wenn du dem folgst, wirst du mit mir erfolgreich sein.

Und ich will zu Beginn auch direkt ehrlich sagen: Auch für mich ist dieses Buch eine Reise gewesen. Ich hatte nie vor, ein Buch zu schreiben. Ich habe einfach irgendwann festgestellt, dass ich so, wie ich mein Leben lebe, ein Vorbild für andere darstelle. Für mich selbst war und ist das normal: mein Alltag eben (nein, das soll ganz bestimmt nicht arrogant klingen). Er muss nun mal bewerkstelligt werden, und das mache ich jeden Tag. Dass Menschen davon inspiriert werden, habe ich lange nicht verstanden. Eigentlich versteh ich das immer noch nicht. ;) Aber ich habe verstanden, dass es Sinn macht, dieses Buch zu machen. Ein Buch für dich, um dir unter die Arme zu greifen und dir zu sagen: Auch du kannst das. Auf deinem eigenen Weg.

Anfangs wusste ich nicht, wie ich dir das vermitteln soll. Du sollst schließlich nicht mich und meinen Alltag kopieren, sondern deinen eigenen Weg gehen. Dazu musste ich mich erst einmal hinterfragen, wie ich meinen eigenen eigentlich gehe. Wie funktioniere ich? Und was kannst du daraus für dich mitnehmen? Diesen Weg klar für sich zu strukturieren und dann für andere individuell begehbar zu machen, das war meine Herausforderung. Und genau das ist das Allerbeste: im Leben eine Herausforderung gestellt zu bekommen und diese zu meistern. Ich habe gewissermaßen eine Reise zu mir selbst gemacht, um dir nun deine zeigen zu können.

TO **LIVE** IS THE RAREST THING IN THE WORLD. MOST PEOPLE JUST EXIST.
OSCAR WILDE

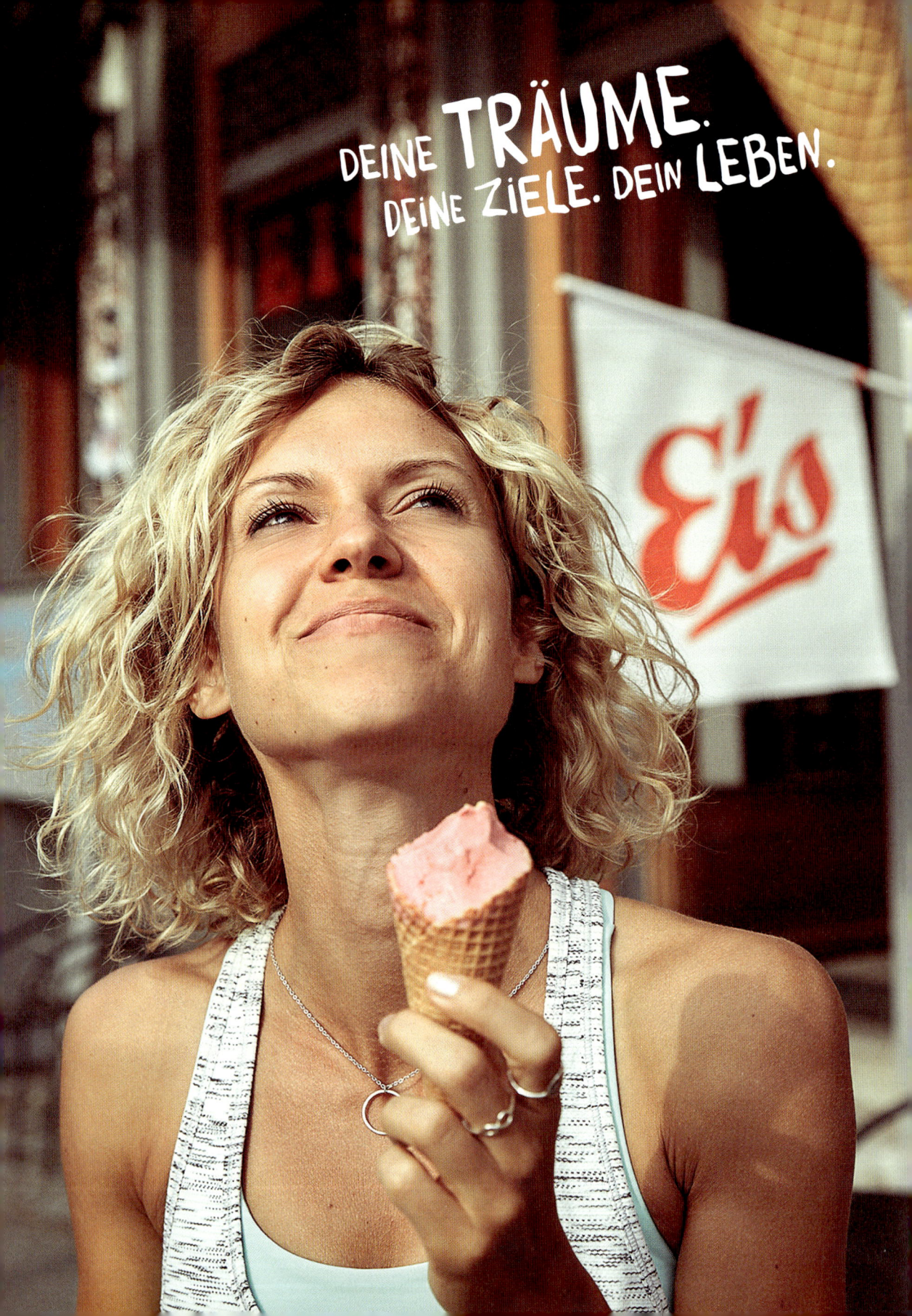

Das Buch ist ein Prozess, den du mit all seinen Aufgaben und Schritten auf dich wirken lassen solltest. Wie das zusammenpasst und wie sich die Dinge im Lauf der Zeit fügen, wirst du selber miterleben, auch wenn du es anfangs noch nicht sehen kannst. Was du nur jetzt schon begreifen solltest: Egal, wie überirdisch und fern dein Wunschziel auch scheinen mag, es ist nur ein Mosaik aus vielen kleinen Puzzleteilen, die im richtigen Moment zusammenkommen. Also lass uns puzzeln.

Merke: Das ist ein All-in-one-Ratgeber, der dir dabei helfen soll, einen passenden Lifestyle für dich zu finden. Ich rede nicht um den heißen Brei und bleibe dabei konkret und mir selbst treu. Ich spreche damit diejenigen an, die engagiert sind, und schrecke vielleicht auch die ab, die ziellos unterwegs sind.

Ich zeige dir sehr ehrlich und offen, wie mein Weg ausgesehen hat, um fit und fröhlich zu werden. Wie ich den Sprung vom hadernden, mit mir unzufriedenen Ich zum in sich ruhenden FuF-Ich geschafft habe. Vom EigentlICH zum SelbstverständlICH! Finde deinen Weg, und die innere Ruhe und Fröhlichkeit finden ihren Weg ganz von selbst. Ich verspreche dir, es ist einfach. Damit meine ich nicht leicht. Wahrscheinlich ist es sogar das Schwierigste, was du seit Langem gemacht hast. Aber vom Prinzip her ist es einfach umzusetzen.

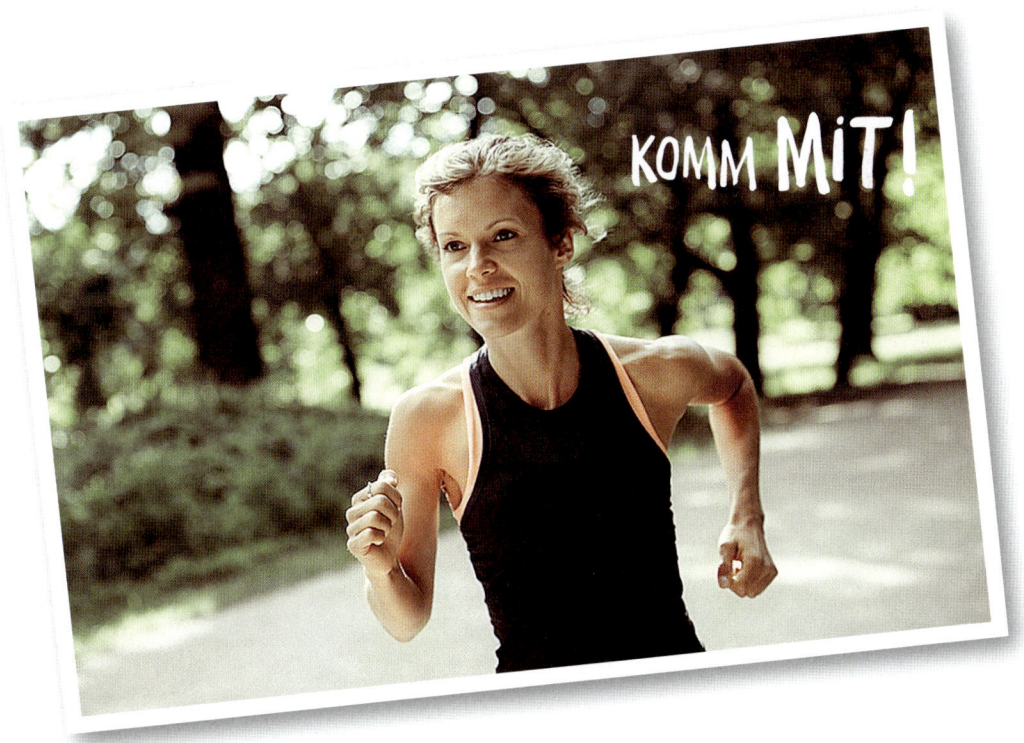

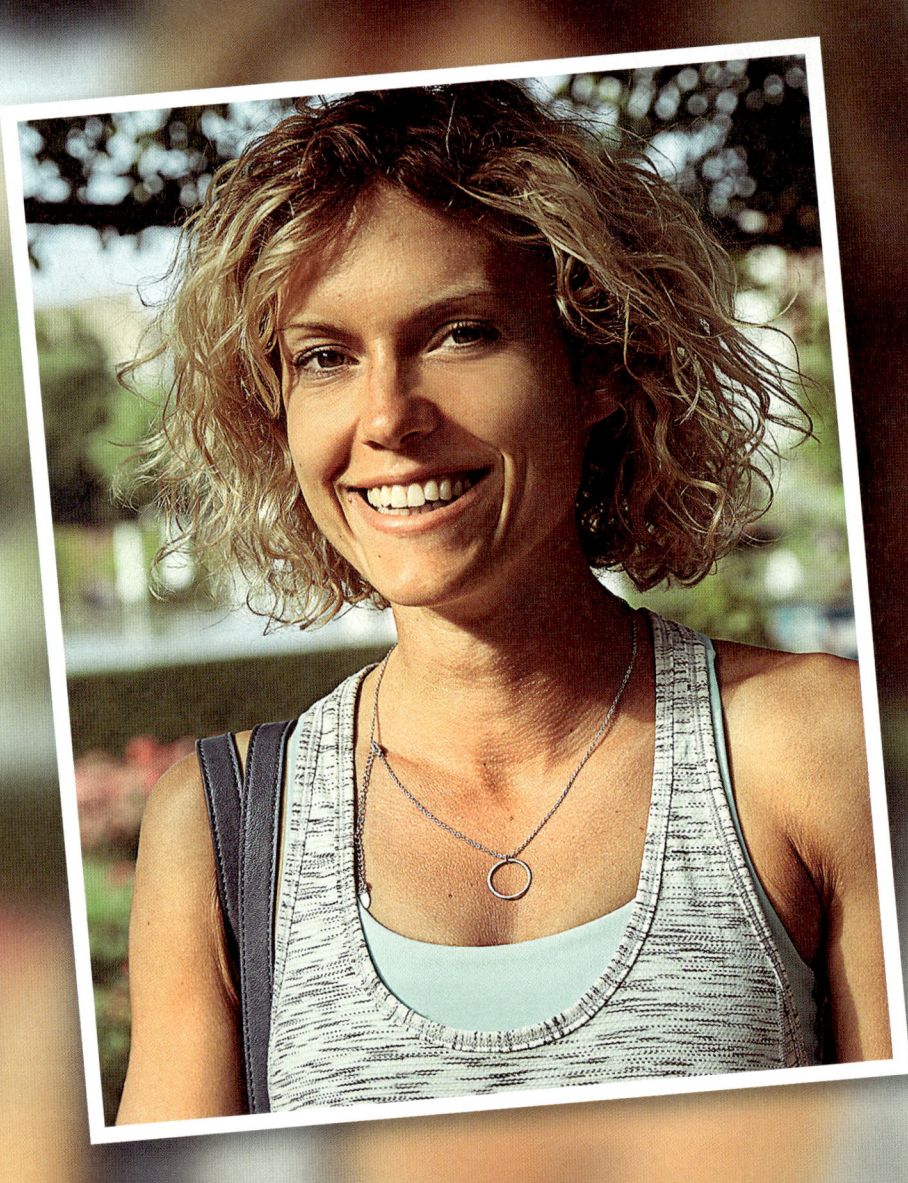

KAPITEL 1

LOS GEHT'S!

Bevor du losläufst, musst du wissen, wohin es gehen soll. Hier erarbeite ich mit dir deine Zieldefinition Schritt für Schritt. Was fehlt dir und was willst du wirklich? Finde das Wichtigste: deine eigene Richtung. Lass uns suchen!

SEI DU SELBST

Warum du dieses Buch auch immer gekauft hast – du hast das Bedürfnis, etwas in deinem Leben zu optimieren, zu verändern oder zu erreichen. Vielleicht kannst du das noch gar nicht richtig greifen oder klar beschreiben. Dich überkommt einfach diese innere Unzufriedenheit, dass eine Veränderung hermuss. Diese präzise zu definieren, das ist unsere erste Aufgabe.

Wenn du dich mit erfolgreichen Menschen über das Zustandekommen ihres Erfolges unterhältst, dann fällt oft Folgendes auf: die ungebrochene Beharrlichkeit in ihrem Tun. Wenn du ein guter Schriftsteller werden willst – fang an zu schreiben, unterhalte dich mit Schriftstellern, lebe und kleide dich wie ein Schriftsteller und beginne wie einer zu denken. Dabei ist es vollkommen egal, wo du gerade stehst und wie nah du deinem Ziel schon bist. Entscheidend für den Erfolg ist die Einstellung, nach der du dein gesamtes Leben organisierst. Triff eine Entscheidung und steuere mit Vollgas und allem, was du hast, darauf zu. Dabei muss man oft Entscheidungen treffen, die wehtun. Nichts, was es zu haben lohnt, bekommt man eben einfach geschenkt. Umgibst du dich nur mit Menschen, die dein Mindset täglich manipulieren, meide den Kontakt mit ihnen.

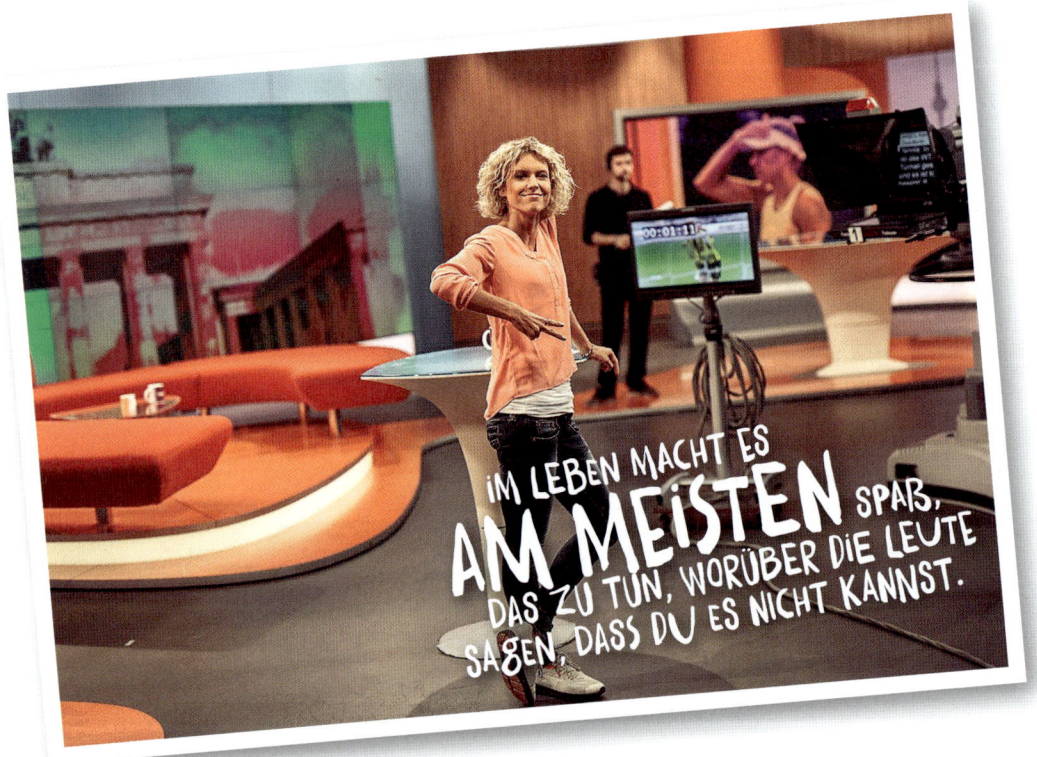

IM LEBEN MACHT ES AM MEISTEN SPAß, DAS ZU TUN, WORÜBER DIE LEUTE SAGEN, DASS DU ES NICHT KANNST.

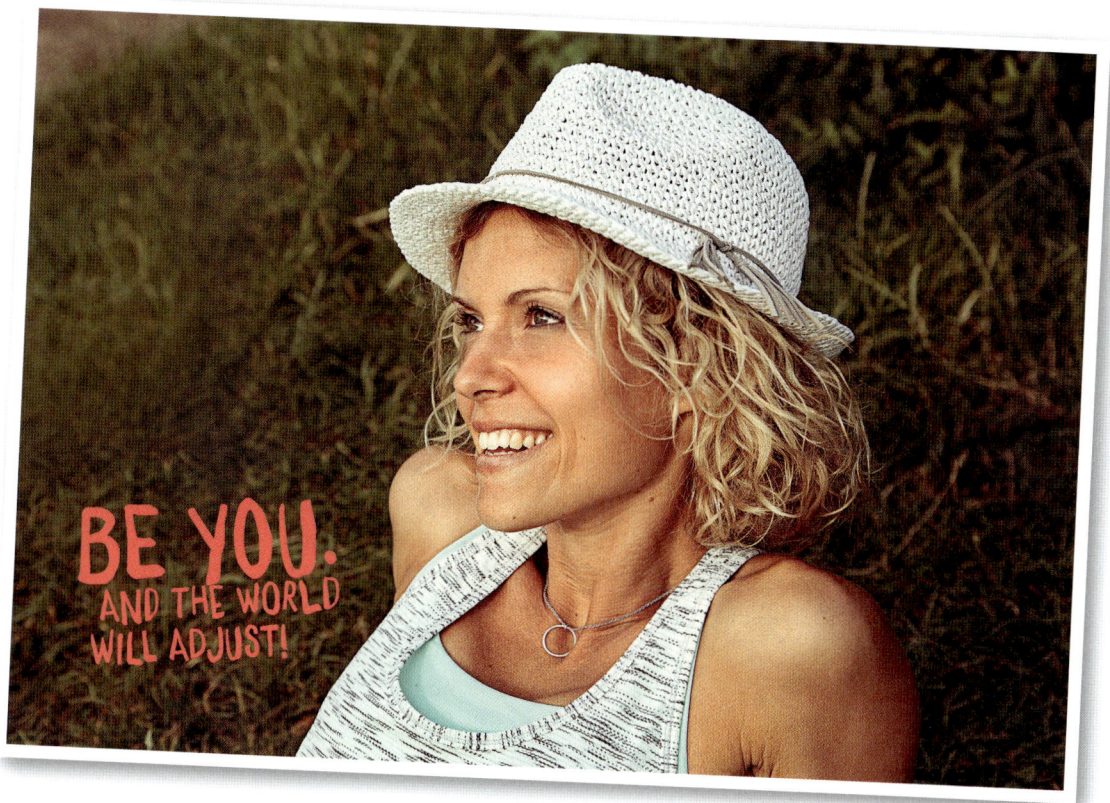

BE YOU.
AND THE WORLD
WILL ADJUST!

Denn das absolut Wichtigste ist: Sei ehrlich zu dir selbst und überlege dir genau, was du für dich willst. Sei mit dir und deinen Eigenheiten im Reinen. Akzeptiere sie und ändere nur das, was du selbst ändern magst. Ändere nichts, was andere nicht an dir mögen. Horche in dich hinein: Was macht dich wirklich glücklich und zufrieden? Und was sagen nur andere, was gut für dich wäre? Das betone ich ganz besonders in der heutigen Zeit, in einer Welt, in der dünne Models und definierte Muskelberge die Zeitschriftencover und damit das Schönheitsbild beherrschen. Und in der uns neuerdings Instagram per Farbfilter und Sättigung das ideale Aussehen der Schönen und Perfekten diktiert und über das Smartphone täglich bis ins Bett begleitet. Es kann dir niemand auf irgendwelchen Bildern oder in Communities vorschreiben, wie du am besten lebst und womit du dich am wohlsten fühlst. Das kannst nur du allein. Sei du. #beyourself statt #beacopy.

Im Folgenden mein Beispiel, aus dem ich gelernt habe, was innere Unruhe für mich bedeutet. Danach war ich in der Lage, mein Leben zu verändern und für mich zu optimieren.

ANNIKAS AHA!

Um zu verstehen, was mich heute antreibt, müssen wir einmal um die halbe Welt. In Down Under wurde ich im wahrsten Sinne einmal auf den Kopf gestellt. Ja, es war eine prägende Zeit. Ich war 16 Jahre alt, befand mich also mitten in diesem Zwischenalter, in dem der Wille nach dem ach so eigenständigen Leben ein Kopf-an-Kopf-Rennen mit dem doch noch vorhandenen Bedürfnis nach Nestwärme auskämpft. So war das jedenfalls bei mir. Ein Leben lang Sport und Schule in Mitteldeutschland; Zeit für einen Perspektivwechsel. Und dann doch gleich ans andere Ende der Welt! USA machte zu der Zeit jeder, Australien sollte es also sein. Das hieß gleichzeitig: Schluss mit Sport und Trainingsplänen, raus aus der Familie. Ein im Nachhinein doch größerer und unterschätzter Wechsel in meinem Teenagerleben.

Erst einmal sah und lebte es sich klasse. Im Sunshine State wohnen, in eine Schule namens »Miami State High School« gehen – und dann auch noch Surfen als Unterrichtsfach wählen können! Starke Sache! Jeder Australier hatte einen Pool im Garten, aber der war gar nicht nötig. Kilometerlange Strände waren schließlich direkt vor Haus- und Schultür. Der Sand so fein, dass er beim Darübergehen quietschte. Täglich ins Meer springen wurde schnell zur Routine. Ebenso wie das Schmunzeln über die australischen Mitschüler, die stets mit schierem Entsetzen das Ganze aus sicherer, trockener Entfernung beobachteten. Es war schließlich Winter! Also niedrige 20 Grad. Diese Europäer aber auch …

Neben dem Schwimmen fand ich viele weitere Formen der Bewegung. An den ewig langen, leeren Stränden entlang zu joggen oder erste Surfversuche machten ja vor allem eins: Spaß! Betätigung fand ich auch im Schulsport. Leichtathletik einmal die Woche machte Spaß, ich konnte die Jungs auf der Tartanbahn abkochen. Was sie mir dann beim Tennis und Australian Rules Football gnadenlos heimzahlten. Aber Outdoorsport, das können die Aussies ja auch. Anders sah das beim Essen aus.

Ich hatte in meinen Vorbereitungen gelesen, dass jeder Austauschschüler in seinem Jahr zunimmt. Egal, ob es in die Fast-Food-Welten geht oder in die gesündeste Ecke Asiens. Die Umstellung des Essens und der Umgebung allgemein reicht dem Körper aus, um erst mal einen Sicherheitsvorrat anzulegen. Nun, bei mir wurde dieser Vorrat ziemlich schnell ziemlich groß. Gute 15 Kilo allein in den ersten drei Monaten – das schafft nicht jeder. Zusammen mit großem Pech mit meiner Gastfamilie schürte das bei mir – wohlgehütet aufgewachsen – das Heimweh. Allgemeines Unwohlsein und Frustessen waren die Folgen.

Mein Austausch-Abenteuer wurde zu einer größeren Herausforderung als gedacht, womit ich so nicht gerechnet hatte. Warum das Wehklagen? Alles ist relativ. Heimweh im Austauschjahr und weit schwierigere Herausforderungen haben sicher viel mehr Teenager bewältigt. Für mich aber war die Erfahrung in Australien in manchen Aspekten einschneidend und damit prägend für mein heutiges Verhalten. Die Wiederkehr nach Deutschland war so eine Sache. Ich hatte mich erst Monate später wieder auf die Waage getraut. Auch dann war ich noch unglücklich mit der Zahl, die ich darauf sah. Was jedoch viel schlimmer für mich war: Ich hatte meine Balance verloren.

Die Sache mit dem Gewicht regulierte sich über die Zeit. Die bekannte Umgebung und regelmäßige, ausgewogene Mahlzeiten sorgten dafür, dass ich mich bald in einer durchschnittlichen Gewichtsklasse wiederfand. Anders die Sache mit dem Sport. Wie macht man weiter? Der Körper war die häufige Bewegung von früher gewöhnt. Sein Gegenspieler: der Kopf. Ich musste ja nicht mehr, warum sollte ich also? Kein Trainingsplan, kein Wettkampf. Cool! Wenn da nicht das Kribbeln und die immerwährende schleichende Unzufriedenheit gewesen wären. Mein Körper kannte Bewegung und wollte sie auch haben. Während mein Wohlbefinden während der Schulzeit noch durch unregelmäßiges Laufen, tägliche Spaziergänge mit dem Hund und Schulsport halbwegs zufriedengestellt wurde, nahm es zur Uni-Zeit den Kampf mit meinem inneren Schweinehund so richtig auf. Und das, ich sage es euch, war keine schöne Zeit. Ich war

irgendwie immer unzufrieden. Nie so sehr, dass der Antrieb, sofort etwas ändern zu müssen, stark genug gewesen wäre. Aber doch war unter der Oberfläche immer etwas nicht »im Gerück«. Und das nervte!

Heute kann ich darüber schmunzeln. Ich habe mich zurechtgerückt. Aber ich weiß seitdem ganz genau, was Unwohlsein bedeutet und dass ich dort nie wieder hinkommen möchte. Das ist mein Antrieb. Und ich weiß, wie wichtig es ist, seinen Weg zu gehen, um in sich ruhen zu können. Wie auch immer deine Unzufriedenheit aussehen mag. Wie auch immer dein Antrieb aussehen wird. Ich will dir dabei helfen.

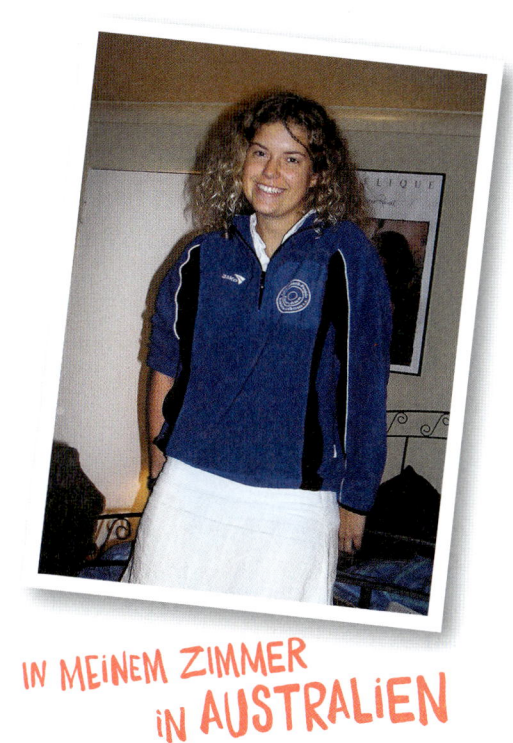

IN MEINEM ZIMMER IN AUSTRALIEN

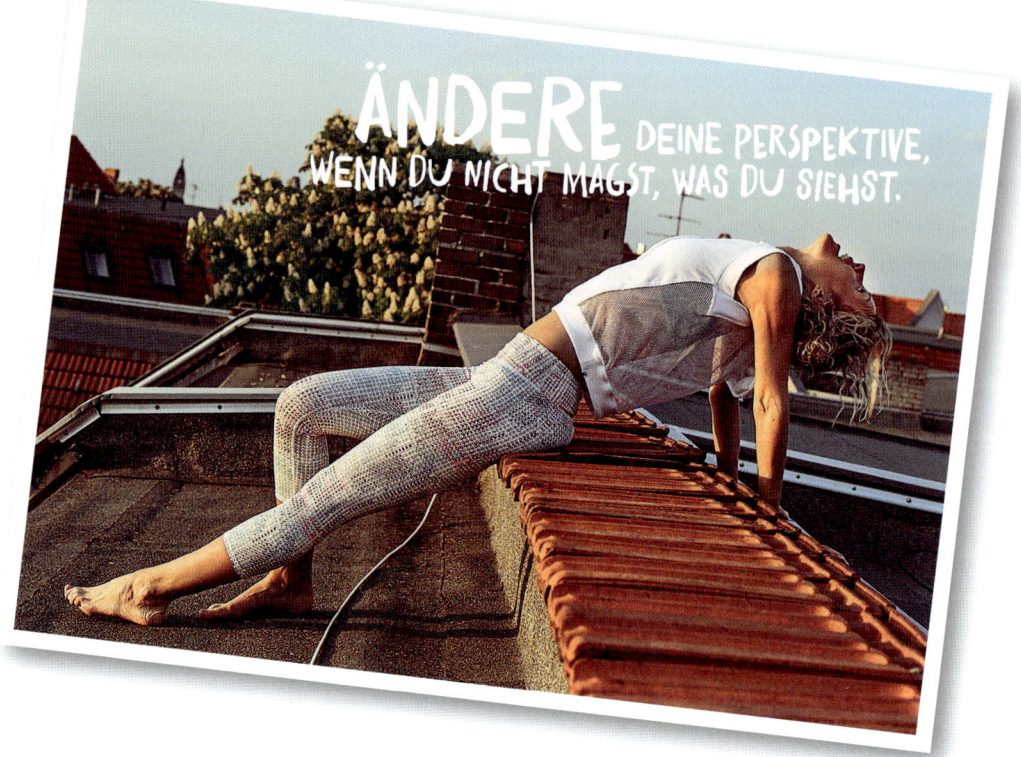

WHAT'S YOUR PROBLEM?!

Für den Start brauchst du eine Form der Organisation – einen Plan. Ein Gründer schreibt zuerst einen fein detaillierten Businessplan, bis er sein Unternehmen angeht. Solch einen Plan brauchst du auch. Wenn du Erfolg haben willst, musst du einer Strategie folgen. Um die überhaupt aufstellen zu können, solltest du zunächst das Naheliegende tun: überlegen, wo du eigentlich hinwillst. Doch Achtung: Es ist oft schwerer als gedacht, die eigenen Ziele klar zu definieren. Dafür ist es aber umso wichtiger. Ohne diesen Schritt wird es dir äußerst schwerfallen, am Ende erfolgreich und glücklich mit dir selbst zu sein. Einfach nur »Ich möchte allgemein fitter sein« oder Ähnliches zählt hier nicht. Deshalb

wollen wir diesen ersten Schritt so ausführlich wie möglich behandeln. Die folgende Methode kann dir dabei helfen. Setz dich vor einen Spiegel und schau genau hin.

Problem
»Selbstevaluation«

Gehe zur folgenden Seite und trage in die 1. Spalte alles ein, was dir aktuell zu deinen Alltagsproblemen einfällt. Was stört dich wirklich? Was hast du dir immer wieder vorgenommen, bist aber gescheitert? Was möchtest du gerne verändern, weißt aber nicht wie? Trage in die 2. Spalte ein, warum dich dieser

Punkt stört und weshalb du ihn verändern möchtest. Sei dir nicht zu schade, das Offensichtliche mal tatsächlich aufzuschreiben. Du wirst überrascht sein, was mit dir innerhalb dieses Prozesses passiert. Es klingt so einfach, hat aber eine entscheidende Bedeutung in deinem Veränderungsprozess. Hör erst auf zu schreiben, wenn dir wirklich nichts mehr einfällt. Dieser Prozess darf auch gerne ein paar Tage in Anspruch nehmen. Ein paar Mal darüber schlafen gibt dir noch mal eine andere Sicht auf die Dinge. Erst wenn du dir sicher bist, dass du nichts vergessen hast und alle Störfaktoren und Hindernisse auf dem Zettel stehen, gehst du zu Schritt zwei. Dort nimmst du dir

ebenfalls alle Zeit der Welt, um für dich klarzustellen, warum dich das überhaupt stört.

Es klingt lapidar, hat jedoch eine ungeahnte Wirkung in deiner Psyche! Sich seine Probleme, Missstände und Wünsche einzugestehen und niederzuschreiben ist bereits der erste Schritt der Problemlösung. Mit welchen Strategien (Spalte 3) du deine jeweiligen Problemfelder angehen kannst, lernst du in den Kapiteln 2, 3 und 4! In Kapitel 5 widmest du dich dann einer Lösungsstrategie. Wenn du bis dahin mögliche passende Lösungsstrategien für dich entdeckt hast, trage sie in Spalte 3 ein und sammle sie so bis Kapitel 5.

Problemdefinition

Problem / Missstand	Warum stört dich das?	Strategie

Nachdem du nun für dich bestimmt und niedergeschrieben hast, was dich stört, schau dir deine Übersicht aus der Vogelperspektive an. Gibt es übergeordnete Kategorien? Sind bestimmte Probleme Auslöser für andere? Welche Punkte stören dich am meisten? Lass diese Fragen weiter auf dich wirken. Wir befinden uns in einem Prozess. Du kannst jetzt exakt formulieren, was dich stört. Du hast deine *Problemdefinition*. Daraus ergibt sich, welches Ziel du verfolgst. Auch das solltest du genau festhalten. Dabei ist es hilfreich, dein Ziel in drei Ebenen so exakt wie möglich zu beschreiben. So kommst du zu deiner *Zieldefinition*.

Inhaltsebene: Hier formulierst du, worum es dir geht. Willst du dein Gewicht reduzieren, einen Marathon laufen, den nächsten Skiurlaub gesund überstehen, mit dem Rauchen aufhören, deinen Rücken kräftigen oder deinen Alltag in einem fitteren Zustand durchleben?

Ausmaßebene: In welcher Intensität, in welcher Größe oder welchem Wert soll dein Inhalt realisiert werden? Wie viele Kilos willst du abnehmen? Wie schnell soll der Marathon gelaufen werden? Bedeutet für dich »gesund überstehen«, nur zwei Schmerztabletten pro Tag zu nehmen, oder willst du keinen einzigen Tag dein Knie zwicken spüren? Definierst du mehr Fitness im Alltag so, dass du die Treppen in den vierten Stock ohne Pause erreichst oder dass du täglich Fitness in deinen Alltag einbaust?

Zeitebene: Eine Zieldefinition wird erst dann komplett, wenn du dir einen Zeitpunkt dafür setzt. Erst jetzt wird dein Ziel real. Ohne die Zeitebene kommt ganz schnell die Mentalität »Kommt's heute nicht, kommt's morgen«.

Hast du mehrere Ziele gleichzeitig, definiere in den drei Ebenen jedes einzelne Ziel für sich. Umso bewusster dir die Faktoren für deinen Erfolg sind, desto leichter wird dir die Umsetzung gelingen. Selten haben wir jedoch so greifbare Ziele. Meistens wollen wir uns einfach im Allgemeinen besser fühlen. Hier möchte ich dich bitten, dir Zeit zu nehmen und darüber nachzudenken, was das für dich bedeutet. Wodurch bekommst du ein besseres Gefühl? Wenn du im Alltag fitter bist? Was stört dich zurzeit an dir in deinem Alltag? Führe das weiter.

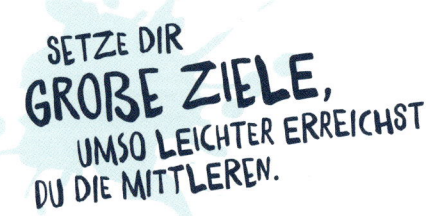

SETZE DIR GROßE ZIELE, UMSO LEICHTER ERREICHST DU DIE MITTLEREN.

ZIELE DEFINIEREN

Welchen Zeitraum gibst du dir bis zum Erreichen deines Ziels?

....
....
....
....

Was ist dein Ziel in deinen Worten?

....
....
....
....
....
....

Warum willst du dein Ziel erreichen? Was ist deine innere Motivation?

....
....
....
....
....

Welchen Inhalt betrifft das?

....
....
....
....
....
....

Wie fühlst du dich, wenn du an Tag X dein Ziel genauso erreichst, wie du es hier geplant hast? Stell es dir so detailliert wie möglich vor und brich deine Gefühle auf das Wesentliche runter.

In welchem Umfang willst du dein Ziel erreichen?

....
....
....
....
....
....

VOM ZIEL ZURÜCK ZUM START

Du hast dein Ziel klar definiert. Damit hast du den ersten wichtigen Schritt geschafft. Jetzt können wir loslegen. Du bekommst in den folgenden drei Kapiteln alles Wichtige für die Umsetzung an die Hand. Das sind Wissens-Basics sowie mögliche Pläne und Strategien in den Bereichen Fitness, Ernährung und Regeneration. Welchen Weg du ab hier auch immer gehst, die folgenden Punkte treffen für jeden Weg zu, und ich möchte sie dir vorher verdeutlichen.

Finde dein Strahlen

Fit und fröhlich, vital, gebildet und »tough« das Leben meistern. Wer will das nicht? Und es ist sogar einfacher, als du denkst. Leider bedeutet das nicht, immer das zu tun, worauf man gerade Lust hat. Aber es bedeutet genauso wenig, monoton einem Patentrezept für den perfekten Lebensstil zu folgen. Jeder hat seine Stärken und seine Schwächen in unterschiedlichen Bereichen. Kein Alltag und kein Körper gleichen dem anderen. Es reicht also nicht, wenn ich dir hier erzähle, was ich so tagein, tagaus mache und ob ich damit zufrieden bin – und was mir das Attribut »Annika, der Sonnenschein des Morgenmagazins« eingebracht hat. Du musst dein eigenes Fit-und-fröhlich-Rezept finden. Dein eigenes inneres Strahlen. Es wird dann auch dein äußeres Strahlen werden.

Das Alphabet geht von A bis Z

Ein kleines Beispiel: Wenn du noch nie der Läufertyp warst, macht es keinen Sinn, dass du dich ab morgen zum Joggen quälst. Für mich als ehemalige Triathletin funktionieren die Ausdauersportarten Laufen, Schwimmen und Radfahren perfekt. Kannst du dich damit identifizieren? Wunderbar! Wenn aber schon der Weg zur Bahn jeden Morgen ein Graus ist und du den Fahrtwind auf dem Drahtesel schon immer gehasst hast, dann ist das sicher nicht dein Weg zum langfristigen Erfolg. Was für mich funktioniert – mein Plan A –, muss für dich noch lange nicht das Richtige sein. Und umgekehrt. Glücklicherweise besteht das Alphabet aber nicht nur aus dem Buchstaben A, sondern hat noch 25 weitere! Und wir werden deinen finden.

Wenn du eine passende Strategie für dich entwickelt hast, heißt das aber auch nicht, dass du für immer danach leben sollst. Es gibt nicht *den* richtigen Ernährungs- und Trainingsplan. Es gibt nicht *den* perfekt organisierten Tages- oder Wochenplan. Individualität und Optimum, das sind unsere Zauberworte.

Selbstverständlich ist das neue *Eigentlich*

Der Knackpunkt ist, wie du dorthin kommst. Dabei geht es auf den kommenden Seiten nicht nur um das Know-how. Eigentlich wissen wir, dass wir öfter ins Fitnessstudio gehen sollten. Eigentlich wissen wir, dass Fast Food dem Körper nicht guttut. Und eigentlich wissen wir, wohin uns das tägliche Feierabendbierchen führt. Ja – eigentlich! Ich will dir zeigen, wie du den Sprung von »eigentlich« zu »selbstverständlich« schaffen kannst. Springen musst du dann aber selbst.

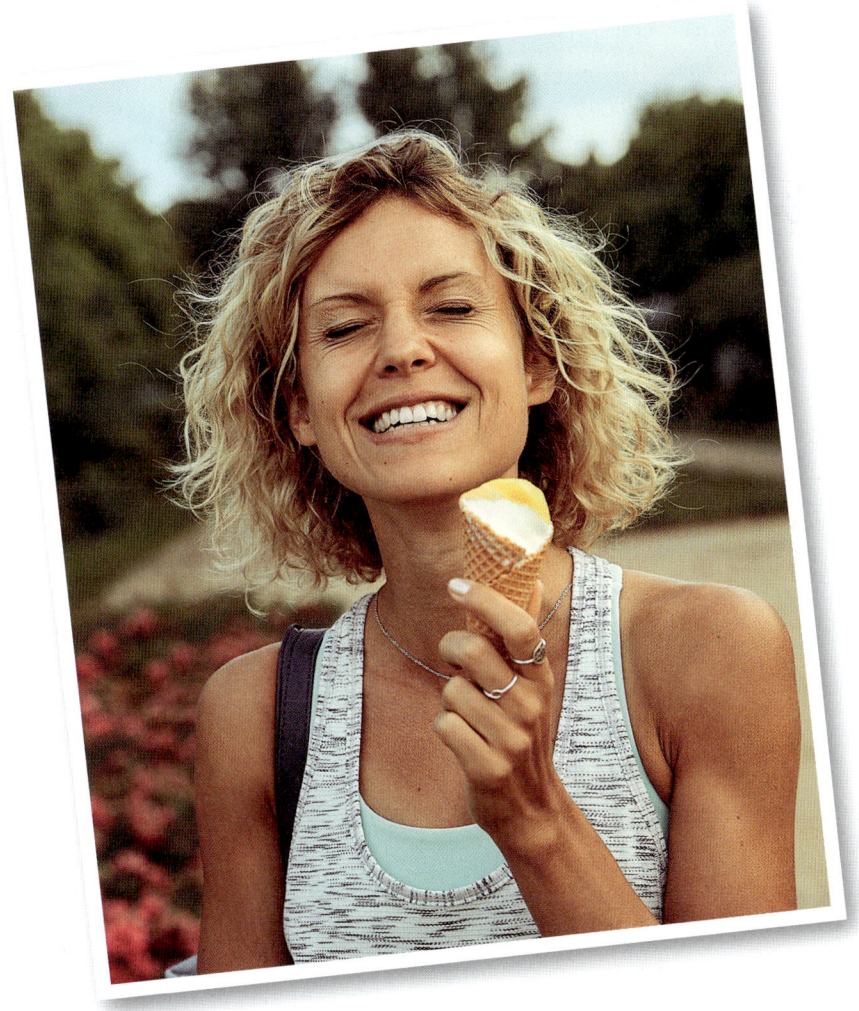

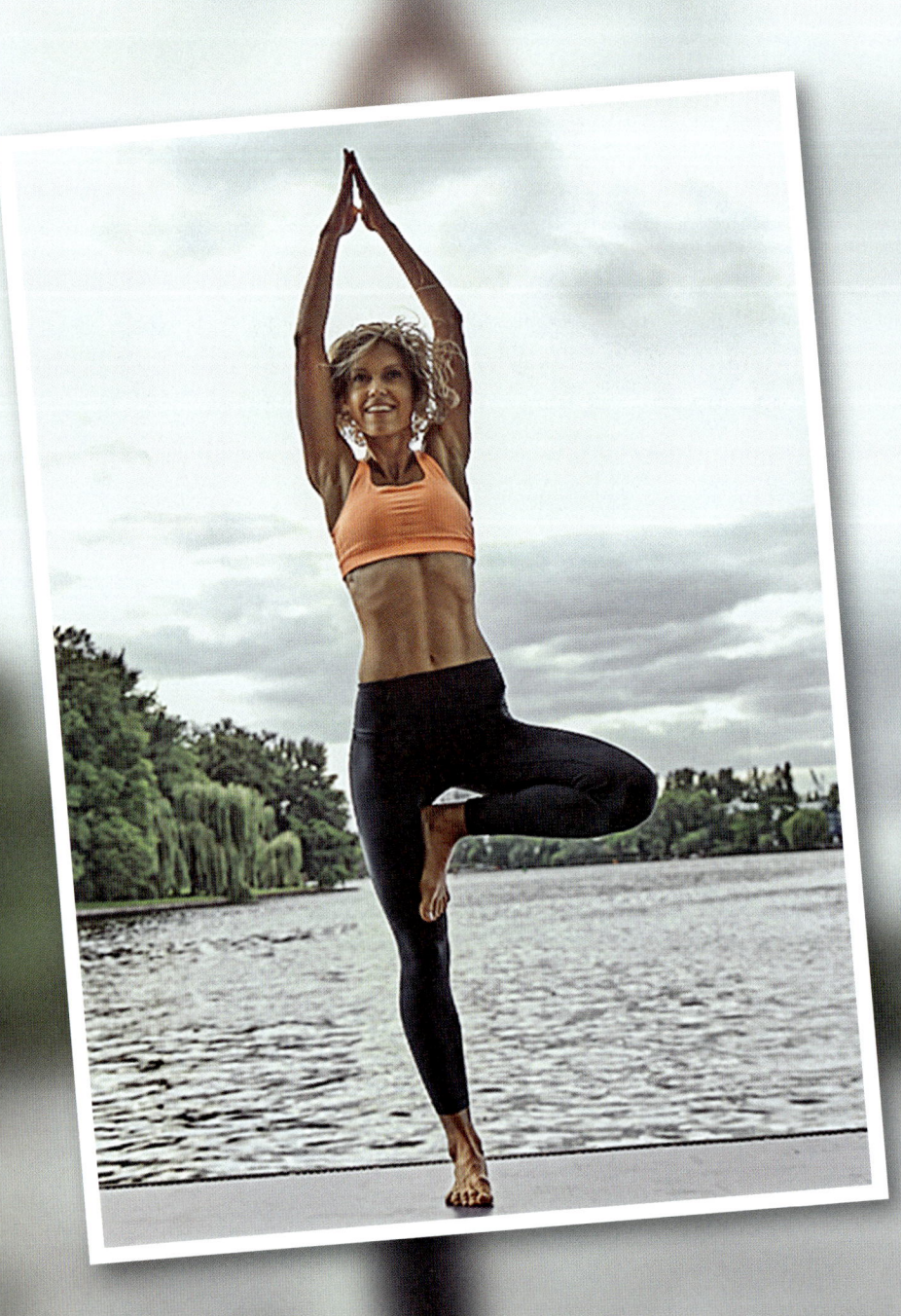

KAPITEL 2

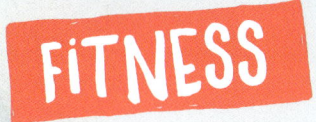

Du hast nun deine Zieldefinition schwarz auf weiß. Jetzt will ich dir zeigen, welches Training für dich infrage kommt, mit welchen Übungen du deinen Körper effektiv förderst und wie du dein Programm von Woche zu Woche steigern solltest. Fangen wir also an, konkret über das Schwitzen zu reden!

WARUM EIGENTLICH?

Warum sollten wir uns überhaupt bewegen? Diese Frage können wir uns grundsätzlich einmal stellen. Wir schaffen dank Auto und Aufzug doch auch so alles. Heutzutage werden uns im Alltag viel zu viele Hilfestellungen gegeben, um ohne gute Fitness über die Runden kommen zu können. Aber jeder sollte eine haben. Warum? Darum: Der Aufzug streikt und du musst die Treppe nehmen; der Mann im Getränkemarkt, der dir immer die Wasserkästen trägt, ist gerade im Urlaub; der Sommer meint es sehr gut mit uns und wir müssen bei hohen 30 Grad arbeiten. Es ist schlichtweg immer einfacher, wenn man fit ist. Du bemerkst die extra Treppenstufen nicht einmal als Belastung. Über etwas Bewegung zwischendurch freuen sich deine Arme und Schultern, und dein Körper reguliert das Schwitzen bei höheren Temperaturen wesentlich besser. Alles wird einfacher.

Mit einer höheren Fitness kannst du deinen Job und deinen Alltag deutlich besser meistern. Du lernst, länger durchzuhalten und auch mal die Zähne zusammenzubeißen, und bist insgesamt strapazierfähiger. Auch im Vergleich zu deinem Umfeld. Dort, wo du spielend leichter und schneller fertig wirst, sparst du Zeit. Für dich oder für andere Dinge, die du erledigen musst oder die dir wichtig sind. Auch für den Kopf ist nicht zu unterschätzen, wie viel Auftrieb dir solche kleinen Dinge täglich geben.

Reservetank

Ich sehe mein Sportprogramm auch gern als extra Energiepolster: Lasse ich mein Workout weg, habe ich mehr Energie frei. Und ich merke gleichzeitig an meinem Umfeld, wie viel leistungsfähiger ich bin. Das ist praktisch. Und essenziell, wenn ich auf Dienstreise bin und vor Ort auch mal 20-Stunden-Arbeitstage habe. Bei den Olympischen Spielen in Rio war das zum Beispiel so. Ich habe mein durchschnittliches Fitnessprogramm extrem gekürzt und kam so mit drei bis vier Stunden Schlaf, der Hitze und den Arbeitsanforderungen gut durch die Woche.

Dabei muss es bestimmt keine hohe Belastung sein, um den Vorteil guter Fitness zu erkennen. Vielleicht bringt dich dein hustender Nachbar eine Woche lang um den notwendigen Schlaf oder du musst in der Mittagspause Botengänge für die kranke Kollegin machen. Ein gesunder und aktiver Lebensstil lassen dich solche Veränderungen ohne wesentliche Beeinträchtigung ganz nebenbei bewältigen. Fitness macht uns also stärker und widerstandsfähiger für die Herausforderungen des Alltags.

Sitzen ist das neue Rauchen

Und das heißt heute mehr denn je: Büro. Der menschliche Körper wurde nicht dafür gebaut, täglich nur zu sitzen. Ganz im Gegenteil. Das Nomadensein, das Jagen und das Sammeln stecken tief in uns. Selbst wenn wir bereits lange sesshaft geworden sind, ist die Entwicklung hin zum Schreibtisch eine sehr kurze. Sitzen ist das neue Rauchen. Diesen Satz hört man nicht umsonst immer häufiger. Ein Ausgleich zum dauerhaften Sitzen muss dringend her. Regelmäßige Bewegung und Gymnastik machen den Körper wieder geschmeidiger und brechen die eingerostete und ungesunde Sitzhaltung auf. Gesundheit ist also ein ganz wichtiger Punkt. Eine gute Fitness zusammen mit richtiger Ernährung ist auch einfach schlicht die beste Vorsorge für das Alter. Wie sagte ein passionierter Radfahrer einmal zu mir: »Ich mache gerne Sport, aber schaffe es nicht immer regelmäßig zum Workout. Wenn es hart auf hart kommt, lasse ich das weg und mache stattdessen Yoga. Das ist mir letztendlich am wichtigsten und das ziehe ich regelmäßig durch. Ich möchte als Großvater mit meinen Enkeln im Schneidersitz auf dem Boden spielen können. Durch regelmäßiges Yoga kann ich das. Nicht durch häufiges Radfahren.«

Abschalten und Abgehen

Eine Stunde Sport kann ein Highlight darstellen: Sie bedeutet, einmal abzuschalten von dem, was einen sonst über den Tag beschäftigt. Es ist wie ein Entschwinden des Alltags, und dadurch habe ich Zeit für mich. Arbeit, Aufgaben, ständig aufploppende Nachrichten – alles ist für eine Zeitlang ausgeschlossen. Stattdessen stehe ich in dieser Zeit in Kommunikation mit mir selbst: Wie geht es mir heute, wie viel kann ich leisten, wo zwickt's? Es ist eine Phase, in der der Kopf seine Auszeit und der Körper seine Aufmerksamkeit bekommt. Wenn ich eine Stunde im dunklen Raum zum Takt der Musik strample, dann befreit das den Kopf ungemein. Die Gedanken wandern, oft kommen mir da die besten Ideen für ein Geburtstagsgeschenk, die passendere Einstiegsfrage für das kommende Interview oder, ganz banal, das morgige Outfit für die Sendung. Nach einer langen Joggingrunde mit meinem Lieblingspodcast auf den Ohren starte ich danach umso frischer, weil die Gedanken eine Zeitlang ganz woanders waren. Und wenn ich nach einem sehr langen und intensiven Arbeitstag einfach nur kaputt bin und mir ein tieferes Gespräch durch fehlende Konzentration nicht mehr gelingen würde … nach einem Workout klappt es sicher.

Das ist auch das Besondere: Je mehr Stress der Tag geboten hat, desto wichtiger ist der Sport am Ende. Ich verspreche dir Folgendes: Geh an einem Abend kaputt und energielos aus dem Büro und direkt in dein Fitnessstudio, und du kommst eine Stunde später, aber frischer nach Hause als ohne diesen Umweg. Nach einer Sporteinheit bist du mental erholter als vorher und profitierst gleichzeitig von einer angenehmen Mattheit des Körpers. Entweder um den freien Abend zu genießen oder – nach einer Morgen-Einheit – umso besser den Tag am Schreibtisch verbringen zu können.

Ich würde mich freuen, wenn du am Ende unserer Reise sagen kannst: »Sport ist ein Teil meines Lebens.« Und ganz besonders würde ich mich freuen, wenn du sagen kannst, dass Sport nicht nur ein nerviger To-do-Punkt auf deiner langen Liste von Pflichterledigungen ist und auch Spaß machen kann. Er gehört zum Leben dazu wie Freizeit, Wohlbefinden und Freunde. Alles lässt sich kombinieren und ist nicht voneinander zu trennen. Eine intensive Crossfit-Einheit am Sonntagmorgen bedeutet bei mir, im Anschluss den Brunch mit Freunden zu genießen. Oder mit dem besten Körpergefühl der Welt auf dem Sofa Sport im Fernsehen zu schauen und zwischendurch nur zu Kühlschrank oder Telefon zu schlappen. Es ist einfach so: Die Füße legen sich gleich viel besser hoch, die vielen Essensangebote lassen sich viel mehr genießen, schlicht: Das Leben lebt sich so viel besser als ohne das Schwitzen zuvor. Es geht ums Kapieren. Du musst das einmal gefunden und erlebt haben, und zwar in dem Maß, dass du es regelmäßig in dein Leben einbinden willst und dafür auch gerne Sport treibst. Der Rest geht und genießt sich von selbst. Ich meine nicht, dass regelmäßiger Fleiß und Schweiß für immer nur einen Genuss darstellen. Ein Sonntagmorgen kann auch verdammt früh oder verregnet sein und die Bereitschaft nicht immer gleich hoch. Aber das Aufraffen wird mit jedem Mal

bedeutungsloser, und du weißt, danach wartet immer eine wundervolle Packung an Endorphinen, die ausgeschüttet wird.

Wie starten?

Gut, das klingt auf dem Papier ja alles ganz nett. Doch wie setze ich es auch wirklich um? Das ist der springende Punkt bei uns allen: vom Vorsatz zum Umsetzen. Du willst Sport machen und dich gut fühlen, aber eigentlich hast du nur schlechte Erfahrungen gemacht, und beim Gedanken an Schweiß und Anstrengung schüttelt es dich schon innerlich. Es ist essenziell, dass du einen Zugang findest, dass du Bewegung etwas Positives abgewinnen kannst. Sport soll dich nicht jedes Mal eine große Überwindung kosten, sondern es soll am besten sogar Spaß machen! Wenn du Freude hast an dem, was du tust, dann bleibt der Schweinehund im Winterschlaf.
Gut, du verdrehst die Augen und fragst dich, was an Sport schon Spaß macht. Klar, jeder mag etwas! Du musst nur deine Vorliebe finden. Es muss ja nicht in den Wald zur verhassten Joggingrunde gehen. Bitte stell dir selbst die Frage, welche Trainingsgeräte dich motivieren. Wenn Joggen nicht dein Ding ist, der Crosstrainer, die Nordic-Walking-Stöcke oder die Inlineskates sind ebenfalls hervorragende Möglichkeiten, ein effizientes Ausdauertraining umzusetzen. Wenn du eine Trainingsform für dich nicht 1 : 1 übernehmen kannst, dann pass eben die Trainingsform an!

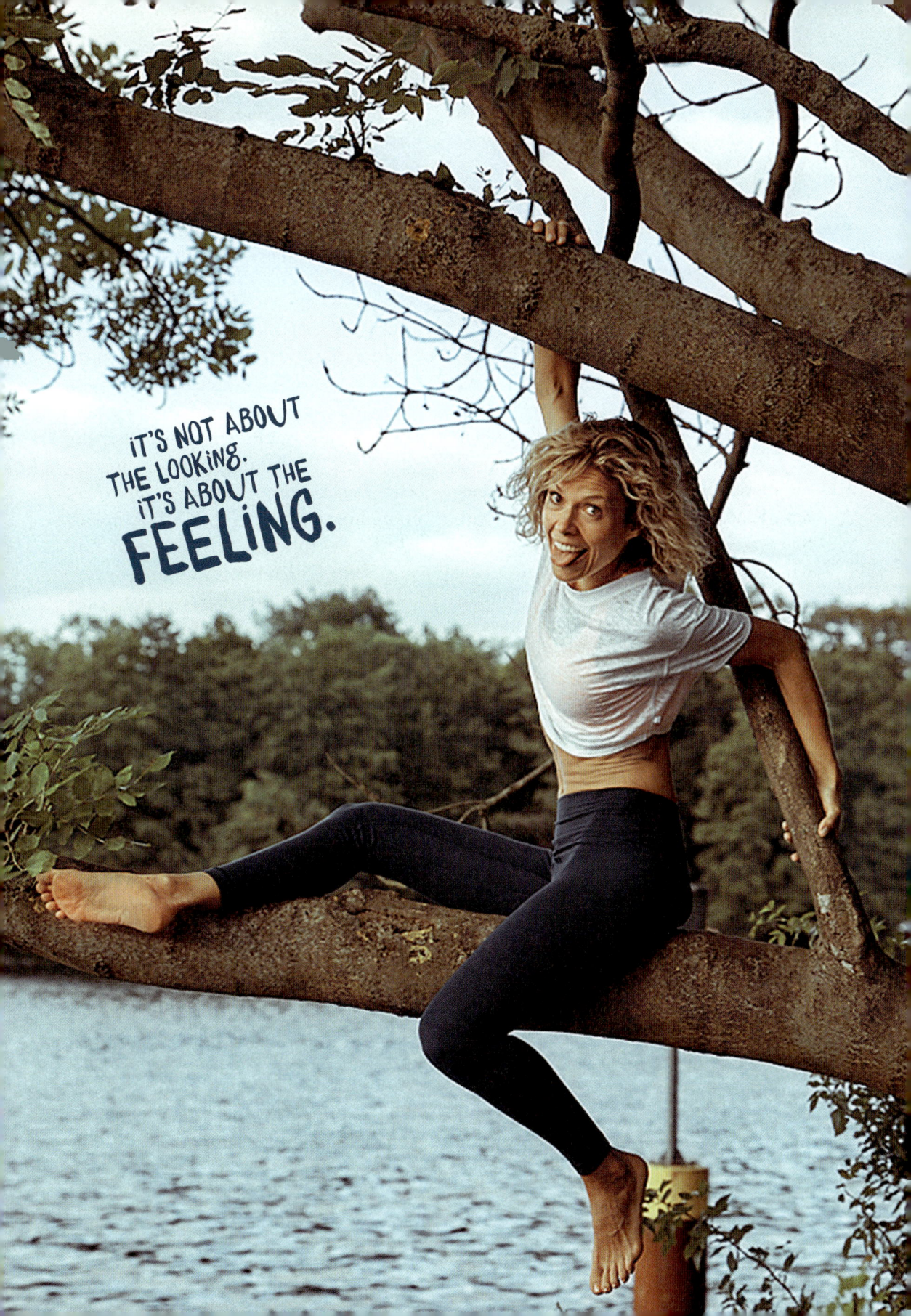

IT'S NOT ABOUT
THE LOOKING.
IT'S ABOUT THE
FEELING.

Bewegung ist so vielfältig, und du bist es auch. Viele sind als Kind gern geklettert … schau doch mal in einer Kletterhalle vorbei! Einen größeren Einsatz aller Muskelbereiche gibt es kaum. Ist dir Schwimmen im Chlor und neben den vielen Omas und Opas ein Graus, aber eigentlich bist du die Wasserratte in der Familie? Die Hälfte des Jahres kann man im nächstgelegenen See schwimmen – mit Eis als anschließender Belohnung auf dem sonnigen Steg, samt Freundin. Stichwort See: Hast du einen Hang zu Bewegung auf dem Wasser, aber keine Möglichkeiten in der Nähe? Die einfache Rudermaschine im Fitnessstudio ist aufs Höchste effektiv und bietet die Möglichkeit, parallel über Kopfhörer den Lieblingsklängen zu lauschen oder im Rhythmus des Ruderns die nervige Ansage vom Chef zu vergessen. Badminton spielen, Beach-Volleyball, Squash … es finden sich Vorlieben. Und wenn dir anfangs nicht unbedingt eine Sportart einfällt: Vielleicht erinnerst du dich dafür an die Anfrage einer Freundin, mit ihr den neuen Salsa-Tanzkurs zu besuchen. Du wolltest schon immer mehr Zeit mit ihr verbringen und startest so parallel mit regelmäßiger Bewegung. Vielleicht ist dir in den sozialen Medien eine Werbung mit Sportbezug aufgefallen, die dir zugesagt hat. Schau dir an, was daran so positiv war, und überlege, wie du es auf dich ummünzen kannst. Wenn du diesen Zugang einmal gefunden hast, wird die Überwindung mit jedem Mal weniger und der Spaß mehr.

Probiere aus, ob dir die Sportart guttut und in welchem Umfang sie das tut. Das kann auch eine längere Findungsphase sein. Vielleicht war die erste Idee nicht gleich die richtige. Lass dich nicht entmutigen. Geh raus und probiere aus. Und wenn du merkst, was dir am meisten Spaß macht, dann konzentriere dich darauf und fühle in dich hinein, wie oft du das in einer Woche machen möchtest. Eventuell hast du anfangs mit Muskelkater zu kämpfen und dein Körper muss sich zunächst auf die neue Herausforderung einstellen. Lass dir dabei Zeit. Im Übrigen ist Muskelkater eine positive Sache. Er tritt genauso bei Profisportlern auf und bedeutet, dass dein Training abwechslungsreich ist.

Es war auch bei mir eine längere Findungsphase, bis ich meinen Rhythmus hatte. Durch regelmäßigen Sport im Alter zwischen sechs und 16 Jahren – der dann später zu Umfängen Richtung Leistungssport tendierte – war mein Körper an Bewegung gewöhnt. Nachdem ich aufgehört hatte, wurde das aber eher eine Belastung statt eine Hilfe. Es fiel mir sehr schwer, im neuen Alltag die gewohnte Bewegung vermindert weiterzuführen. Ich machte immer weniger Sport und irgendwann hörte ich ganz auf. Ich musste ja keine Trainingspläne mehr befolgen und wollte das auch nicht. Aber ohne diese hatte ich keine Idee, was ich mit mir anfangen sollte. Es fehlte der Plan. Das Was und Wie und Wann.
Der Abschied vom Traum einer möglichen Profisportlerin war eine bewusste Entscheidung und auch eine, die ich nie

bereut habe. Aber die daraus resultierende Abkehr vom kompletten Sport war nicht der Plan gewesen. Ich war an Sport gewöhnt und mein Körper forderte Bewegung. Ich fühlte mich unausgeglichen und einfach unwohl. Der Kopf wollte nicht. Die paar Mal, die ich mich zum Joggen in den Wald hinausquälte, waren nicht regelmäßig – zu groß war das Aufraffen davor. Badminton war ein Versuch, der scheiterte. Ballsportarten ziehen bei mir als ehemaliger Einzelsportlerin nicht, und Bewegung bedeutet für mich auch mehr Ausdauer als für andere. Am Ende war es der simple Besuch eines neuen Fitnessstudios, der mich auf Trab brachte. Ich nutzte den Besuch einer langjährigen »fitten« Freundin und zusammen schauten wir mal in so einem Studio vorbei. Bislang hatte ich bei solchen »Muckibuden« immer die Nase gerümpft. Dieses war aber auf Anhieb passend: Eine große Kursauswahl bot mir genügend Möglichkeiten zum vielfältigen Auspowern in der Gruppe und motivierende, gut ausgebildete Trainer. Die Atmosphäre der Räumlichkeiten passte und die Anbindung lag perfekt am Arbeitsweg. Das freundliche Ambiente und die integrierte Sauna waren für mich als Thermenfan dann der ausschlaggebende Punkt, meinen sportlichen Wohlfühlort gefunden zu haben und überzeugt durchzustarten. Ich schloss einen Vertrag ab und startete sportlich neu.

Ich habe also schlichtweg einen Anlass gebraucht (Freundin) und habe Anklang gefunden, wo ich es gar nicht vermutet hätte. Vielleicht überlegst du auch noch mal, ob du manchem eine zweite Chance geben solltest, das du vorerst für dich ausgeschlossen hattest. Wenn du deine Sportart, deinen Kurs oder welche Form der Bewegung auch immer gefunden hast, dann mach das Allerwichtigste: Feiere dich dafür! Du hast angefangen. Du hast einen Zugang zum Sport gefunden und bist bereit, deine Reise weiterzugehen. Das ist klasse und sollte immer gewürdigt werden, am meisten von dir selber. Auch nach einem Jahr fleißigen Schwitzens. Es bleibt etwas, wofür du deinem Körper und dir danken solltest.

Falls du diesen Zugang bereits hattest, findest du hier die richtigen Übungen, um an deinen Erfolg anzuknüpfen. Falls du ein Frischstarter bist, fangen wir nun gemeinsam an. Wir strukturieren dein Workout und sorgen für einen auf dich zugeschnittenen Trainingsplan.

WAS DU ALS KIND GELIEBT HAST, KANN AUCH HEUTE NOCH DER RICHTIGE SPORT FÜR DICH SEIN!

DEIN FUF-PROGRAMM

Deine Zieldefinition ist schon ganz individuell gewesen, genauso muss auch dein Sportprogramm gestaltet werden. Es spielt eine entscheidende Rolle, ob dich die Inhalte motivieren und dich auf deinem Fitnessstand abholen. Nur dann kannst du langfristig und nachhaltig erfolgreich sein! Ob Ausdauerfan oder Kraftliebhaber: Du entscheidest, wie dein Programm aussehen soll. Damit du dein optimales Programm findest, wählst du deine Übungen aus fünf übergeordneten Trainingsinhalten aus, die in einem Wochenzyklus miteinander kombiniert werden und schließlich dein 12-Wochen-Programm ausmachen. Die Trainingsinhalte sind: Krafttraining, Intervalltraining, Ausdauertraining, Mobilität und Coretraining.

Das 12-Wochen-Programm

Warum eigentlich 12 Wochen? Der Körper passt sich deinen Trainingsreizen an. Deshalb ist es wichtig, das Training regelmäßig zu verändern. Die metabolischen und auch enzymatischen Umstellungsvorgänge sind schneller (2–3 Wochen) als die strukturellen (morphologischen) Veränderungen. In deinem Programm ist alle 4 Wochen ein Zykluswechsel vorgesehen, damit du nicht in Stagnation verfällst. Dabei solltest du in deinem Plan nicht nur die Intensitäten der Übungen variieren, sondern auch Trainingsinhalte,

Bewegungsdynamik und Pausengestaltung verändern. Wie das aussieht, zeige ich dir anhand von ein paar Beispielplänen am Ende dieses Kapitels.

Innerhalb eines Blocks (4-Wochen-Phase) behältst du eine Struktur mit den gleichen Inhalten bei. Dazu zählen die Anzahl und Anordnung der Einheiten und die Auswahl der Übungen. Du steigerst jedoch den Belastungsumfang (Wiederholungszahl, Serienzahl) und/oder die Belastungsdauer (Dauer der Übungen) bzw. reduzierst die Belastungsdichte (Pausenzeit, Serienpause zwischen Sätzen). Von Trainingsblock zu Trainingsblock kannst du die Gesamtstruktur der Trainingsinhalte (Ausdauer-, Kraft- oder Intervalltraining) verändern sowie deren Anzahl der Einheiten. Eines ist mir dabei ganz wichtig: Qualität und Ausführung haben immer Vorrang. Sollten diese stimmen, scheue dich nicht davor, mehr Intensität in dein Training zu bringen.

Nach 12 Wochen solltest du dir eine Regenerationswoche gönnen. Damit meine ich wirklich eine Woche nur halbe Power, Spaßeinheiten und ganz entspanntes Training. Keine Sorge: Das erreichte Niveau bleibt erhalten! Besser noch, du schaffst in der Erholungsphase die Basis für die nächsten Ziele. Der Wechsel zwischen Belastung und Erholung ist aber nicht nur innerhalb dieser Woche entscheidend. Dein Körper braucht auch nach einem ganzen Trainingsblock eine längere Pause.

Damit du nicht über- oder unterfordert wirst, sind die jeweiligen Übungen in verschiedene Schwierigkeitslevel kategorisiert. Ob blutiger Anfänger oder Fortgeschrittener – jeder kann auf seinem Niveau trainieren. Dafür habe ich ein paar Fitnesstests vorbereitet, bei denen du herausfinden kannst, welche Übungen und Ausführungen für dich empfehlenswert sind. Stelle dir deinen späteren Trainingsplan wie eine Pizza vor: Noch ist nichts drauf. Auf den nächsten Seiten gibt's allerlei Zutaten, und du bestimmst, mit welchen du sie belegst. Und mach dich nicht verrückt wegen der großen Auswahl: Nimm dir genug Zeit, um deine passende Kombination zu finden. Denn Zeit dafür hast du.

Folgende Kategorien werden durch die Fitnesstests bestimmt:

Kategorie 1 = Frischstarter

Kategorie 2 = Fortgeschrittener

Kategorie 3 = Fitness-Fan

Damit dich dein Trainingsprogramm auf deinem aktuellen Fitness-Level abholt, gibt es für jeden Trainingsinhalt einen entsprechenden Fitnesstest. Probiere jeden Test vor Beginn deines Trainingszyklus aus. Außerdem sind die Tests hervorragend, um nach einem Trainingszyklus deine Leistungsentwicklung zu überprüfen. Notiere dir nach dem Test deine Werte, damit du in 12 Wochen die Ergebnisse vergleichen kannst.

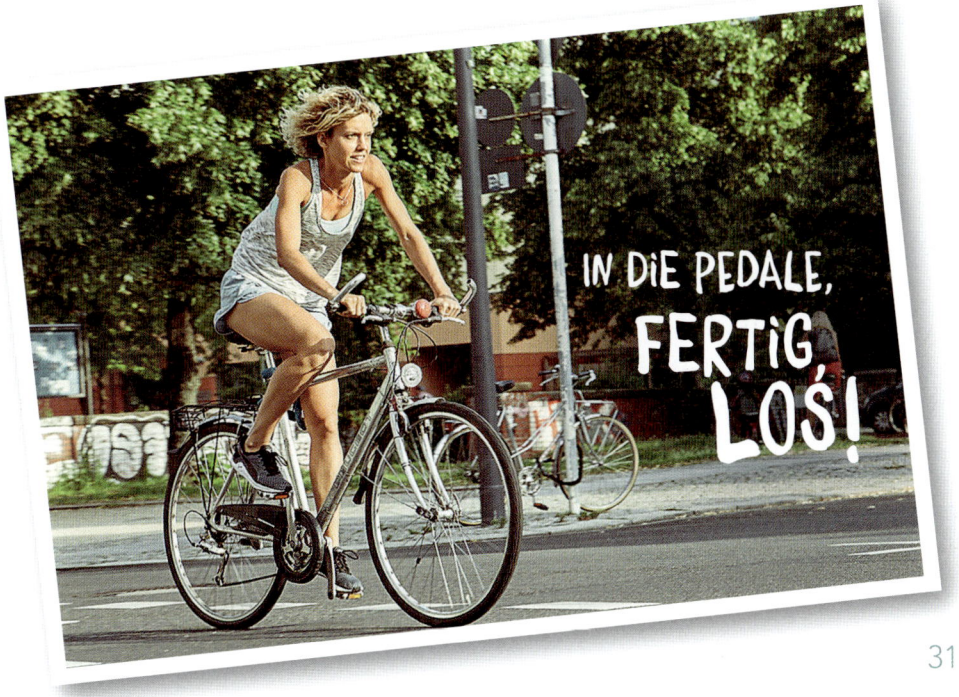

1. Fitnesstest – Intervalltraining

Test 1:
10 Min. Kniebeugen
(40 Sek. Belastung – 20 Sek. Pause)
Hol deine Stoppuhr raus und drücke auf Start! Die ersten 40 Sekunden gibst du mit so vielen Kniebeugen wie möglich Gas. Eine Wiederholung zählt, wenn der Oberschenkel parallel zum Boden ist. Mach den Test also gerne parallel zu einem Spiegel, um dich zu überprüfen. Im Anschluss hast du bis zur vollen Minute Pause. Zähle die Summe aller Kniebeugen zusammen und ordne dich in eine Kategorie ein.

Test 2:
10 Min. Burpees
(40 Sek. Belastung – 20 Sek. Pause)
Versuche dich an diesem Test bitte erst, wenn du bei Test 1 mindestens in Kategorie 2 gelandet bist! Die Ausführung der Burpees erfolgt gesprungen oder gegangen und wird noch detaillierter erklärt (S. 37). Der Rest des Testaufbaus ist genau wie bei Test 1. Wenn du dir nicht sicher bist, welche Form der Burpees du machen sollst, fange mit Level 1 an und steigere dich, falls die Ausführung zu einfach ist.

2. Fitnesstest – Krafttraining

Kategorien 1–3: Dein Kraftniveau wird durch die maximale Wiederholungszahl bestimmt, die du ohne Pause realisieren kannst. Achte darauf, dass die Ausführung entsprechend den Übungsbeschreibungen aussieht. Im Zweifel kannst du dich filmen oder von deinem Trainingspartner bewerten lassen!

3. Fitnesstest – Corestabilität

Plank-Challenge: Miss, wie lange du deinen Plank halten kannst, ohne dabei von der Ausführungsbeschreibung abzuweichen. Der Weltrekord liegt übrigens um die acht Stunden. ;)
Ich habe es einmal auf immerhin über 7 Minuten geschafft.

4. Fitnesstest – Ausdauer

Egal, ob Laufen, Radfahren oder Schwimmen, die Ausdauer wird in der Dauermethode getestet. Für die erste Kategorie gilt dabei, eine entsprechende Dauer ohne Pause durchzuhalten. Um sich in die Kategorien 2 und 3 einzuordnen, solltest du versuchen, die definierten Strecken in der vorgegebenen Zeit zu meistern.

	Frischstarter	Fortgeschrittener	Fitness-Fan
1. Intervalltest (40–20)			
Kniebeuge	weniger als 150 Kniebeugen	Du schaffst zwischen 150–300 Kniebeugen.	Du schaffst mehr als 300 Kniebeugen.
Burpees	weniger als 50 Burpees	zwischen 50 und 100 Burpees	mehr als 100 Burpees
2. Krafttests			
Liegestütze mit Ablegen am Stück	Du schaffst keinen Liegestütz auf den Füßen mit Ablegen.	Du schaffst 3–6 Liegestütze auf den Füßen mit Ablegen, ohne Ablegen.	Du schaffst mehr als 8 Liegestütze mit Ablegen und ohne Pause.
Klimmzüge (Kinn über der Stange)	an der Stange hängen bis 60 Sekunden	1–3 Klimmzüge (mit Gummiband mittlerer Stärke)	mehr als 7 Klimmzüge (mit Gummiband mittlerer Stärke)
Dips am Stück	weniger als 10 (Füße auf dem Boden)	10–20 mit kurzen Beinen oder 7–15 mit langen Beinen	mehr als 15 mit langen Beinen oder mehr als 5 mit Füßen auf dem Hocker
3. Core			
Plank auf den Füßen	unter 1 Min.	1–3 Min.	mehr als 3 Min.
4. Ausdauer			
Laufen	Probiere, 20 Min. durchzulaufen.	Du schaffst es, 40 Min. im Tempo 6 min/km durchzulaufen.	Du schaffst 3000 m unter 15:00 min.
Schwimmen	Du schaffst es, 30:00 min. ohne Pause durchzuschwimmen.	Du schaffst 800 m unter 32:00 min.	Du schaffst 800 m in 18:40 min.
Radfahren	Du schaffst es, 20 km ohne Pause durchzufahren.	Du schaffst 20 km zwischen 45:00 und 60:00 min.	Du schaffst 20 km unter 45:00 min.

TRAININGSINHALTE

Fit und intensiv (HIIT)

Beim Intervall-Training (High Intensity Interval Training) wechselst du innerhalb eines Trainingsprogramms zwischen Belastungs- und Erholungsphasen. Ziel dabei ist es, in die Belastungsphase eine möglichst hohe Frequenz und Intensität zu bringen und in der Erholungsphase schnell zu regenerieren. Warum das Intervalltraining so besonders effektiv ist, liegt unter anderem am Nachbrenneffekt. Dein Körper wird an seine Grenze gebracht, wo er überdurchschnittlich viel Sauerstoff verbraucht. Damit der kräftig beschleunigte Stoffwechsel nach dem Training wieder in den Normalzustand zurückkehrt, muss äußerst viel Energie verwendet werden. Auch Stunden nach dem hoch intensiven Intervalltraining ist dein Energieumsatz noch erhöht. Gleichzeitig verbesserst du deine Ausdauer und trainierst dein Herz-Kreislauf-System.

Programm 1 ist meine Empfehlung für Leser/-innen der Kategorien 1–2. Es zeichnet sich durch einen höheren Umfang aus, wodurch du grundsätzlich eine geringere Intensität und ein langsameres Tempo pro Durchgang hast. Programm 2 ist ideal für Fortgeschrittene. Die hohe Intensität in den 20 Sekunden Belastung ist optimal, um dich maximal auspowern zu können. Umso höher die Frequenz und die Belastung, desto größer ist der Effekt!

Intervallprogramm 1:

Kategorie 1–3	Woche 1–4	Woche 5–8	Woche 9–12	Extrakick
- auf die Box - Tappings - Swings - Burpees	8 Runden	8 Runden	8 Runden	8 Runden
	40 Sek. Belastung	60 Sek. Belastung	80 Sek. Belastung	100 Sek. Belastung
	20 Sek. Pause	25 Sek. Pause	30 Sek. Pause	35 Sek. Pause

Intervallprogramm 2:

Kategorie 2–3	Woche 1–4	Woche 5–8	Woche 9–12	Extrakick
- Thruster (mit Band) - Burpees - Skater - Bergsteiger - Split-Kniebeuge	8 Runden	10 Runden	12 Runden	14 + Runden
	20 Sek. Belastung	20 Sek. Belastung	30 Sek. Belastung	40 Sek. Belastung
	40 Sek. Pause	40 Sek. Pause	30 Sek. Pause	20 Sek. Pause

Auf die Box

»Aufsteiger«

Ausführung: Nutze eine Box-Höhe, die dich herausfordert, dich beim Aufsteigen jedoch zu keinen Ausweichbewegungen zwingt (zwischen 20 und 60 cm). Der Oberkörper bleibt aufrecht, das aufsteigende Bein stabil und du schaffst es, in einer geradlinigen, kontrollierten Bewegung auf die Box hochzusteigen. Oben angekommen, stehst du einmal komplett auf, bevor du in zwei Schritten rückwärts heruntersteigst.

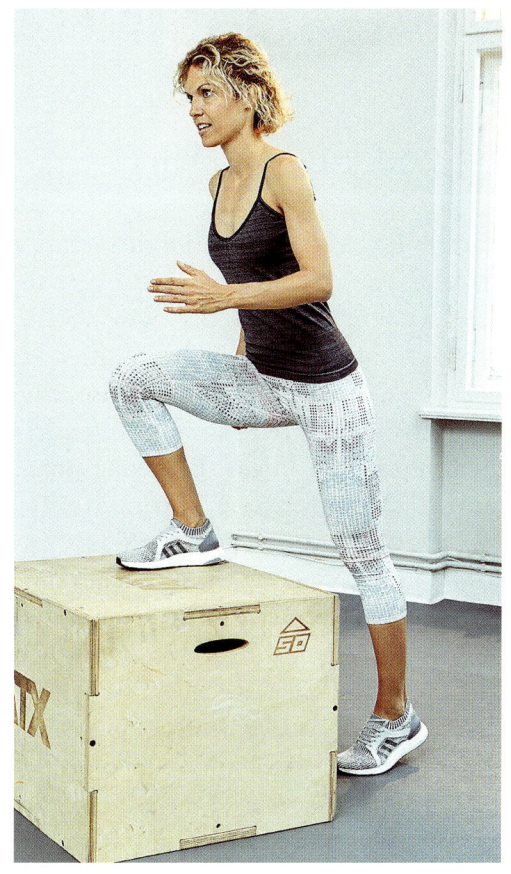

STATT EINER BOX KANNST DU AUCH EINFACH EINE TREPPE ZUM AUFSTEIGEN NUTZEN.

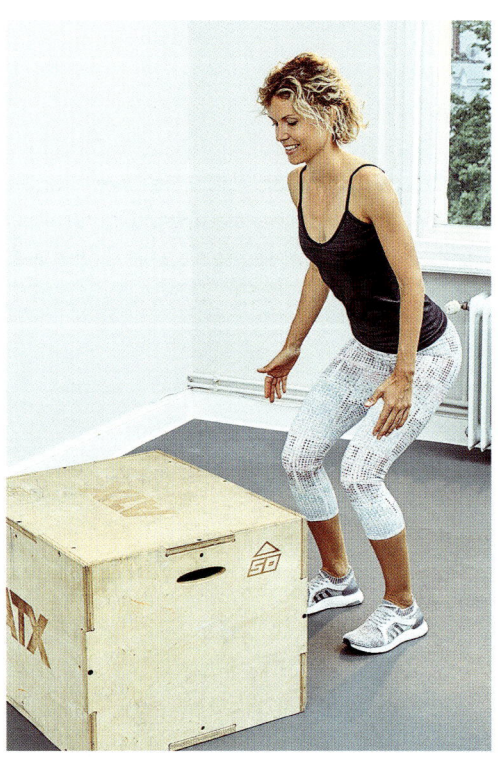

Box: Jumps

Ausführung: Nutze eine Box-Höhe, die dich herausfordert, der Sprung jedoch immer sicher realisiert werden kann. Lande in einer tiefen und sauberen Kniebeuge. (Tipp: Am besten stellst du dir vor, bei der Landung für einen kurzen Moment wie eingefroren auf der Box zu stehen. Versuche außerdem leise zu landen!) Oben angekommen stehst du einmal komplett auf, bevor du in zwei Schritten rückwärts heruntersteigst.

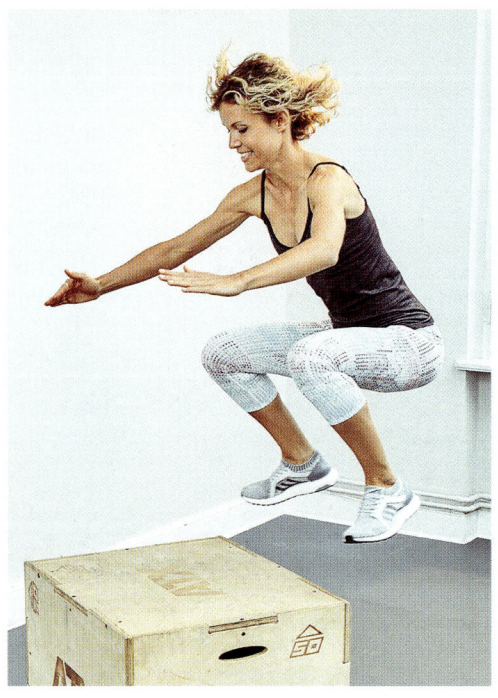

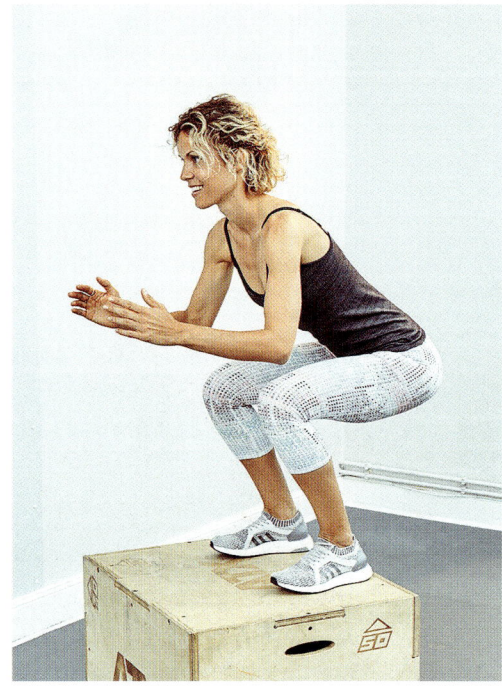

Burpees

Frischstarter vom Handstütz in den Stand gehen

Ausführung: Start und Ende sind in einer stabilen Liegestützposition! Dazu beschreiben die Füße, die Hüfte und die Schultern bis hoch zum Kopf eine gerade Linie, das Gesäß ist fest und die Körpermitte angespannt. Führe zwei Schritte nach vorne zu den Händen aus und steh auf. Bei der Abwärtsbewegung setzen die Hände unmittelbar vor den Füßen auf, bevor die Beine nach hinten wandern.

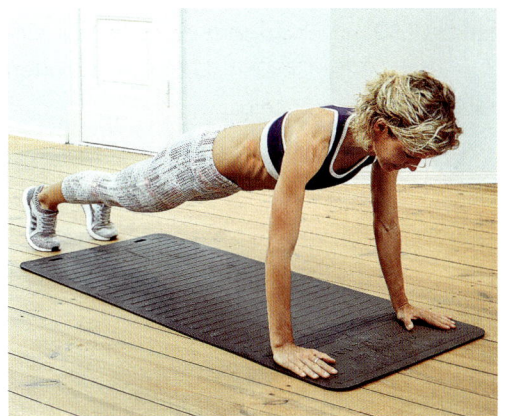
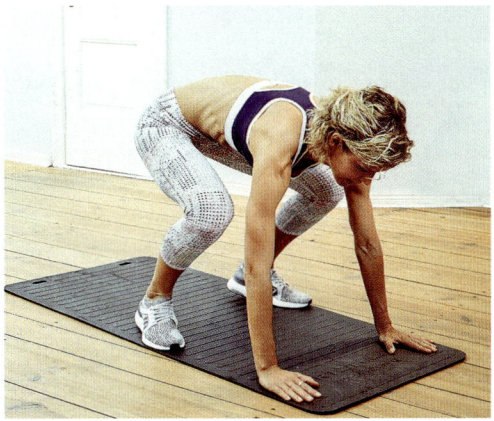
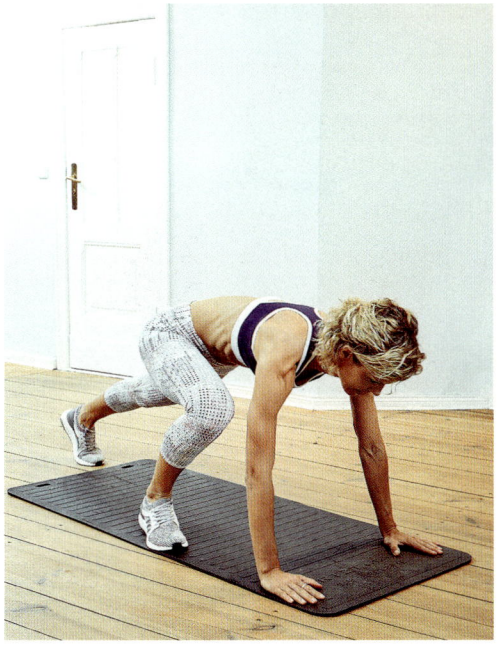
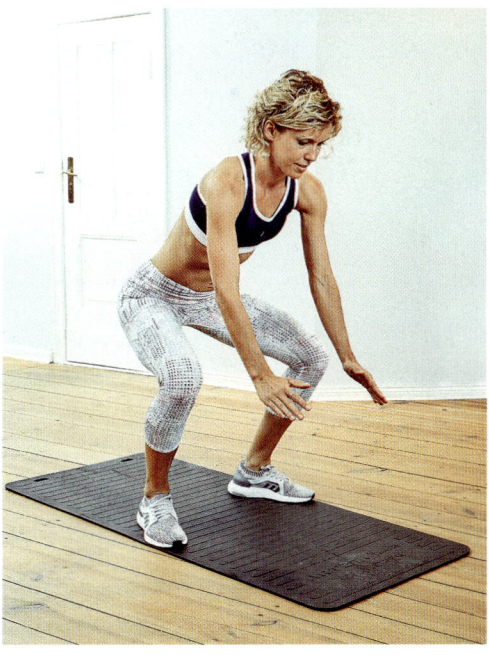

Fortgeschrittener Handstütz – anhocken – Strecksprung, beidbeinig

Ausführung: Wie die vorangegangene Variante, nur dass beide Beine aus der Ausgangsposition gleichzeitig zu den Händen springen und ein Strecksprung angehängt wird. Auch in der Abwärtsbewegung springen die Beine nach dem Hand-Boden-Kontakt in die stabile Liegestützposition.

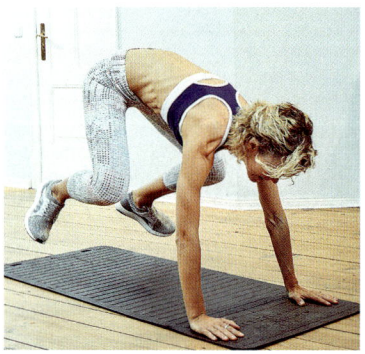

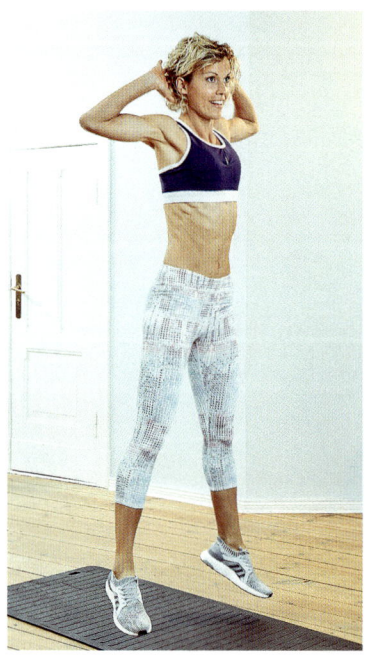

Fitness-Fan Handstütz – anhocken – Strecksprung, einbeinig

Ausführung: Wie in der gehüpften Variante, nur dass ein Bein in der Luft gehalten wird und die Sprünge einbeinig stattfinden.
Du wirst herausgefordert, über die diagonale Körperachse noch stabiler und fester zu bleiben. Achte besonders darauf, in der Hüfte keine Rotation zuzulassen!

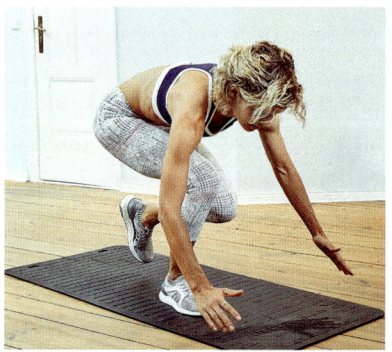

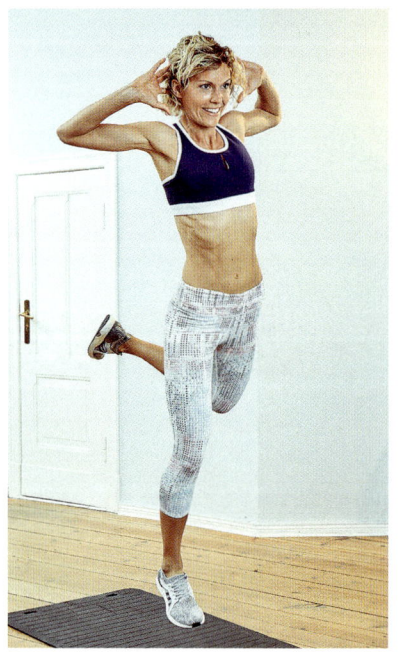

Kniebeuge mit Über-Kopf-Drücken (Thruster)

mit Wasserflaschen

Ausführung: Halte zwei Wasserflaschen (oder andere Gewichte) in den Händen und lege sie so auf deinen Schultern ab, dass deine Ellbogen nach vorne zeigen. Aus dieser Haltung startet die Übung mit einer Kniebeuge, die durch eine schnelle Aufwärtsbewegung gekennzeichnet ist. Der Schwung aus dem dynamischen Aufwärtsschub wird anschließend direkt für das Herausdrücken der Gewichte in die Über-Kopf-Position genutzt. In der obersten Position befinden sich beide Arme direkt neben den Ohren bzw. leicht dahinter. (Achtung: Voraussetzung für diese Übung ist, dass deine Schulterbeweglichkeit diese Position ohne Gewichte entspannt zulässt!) Anschließend führst du die Arme in die Ausgangsposition.

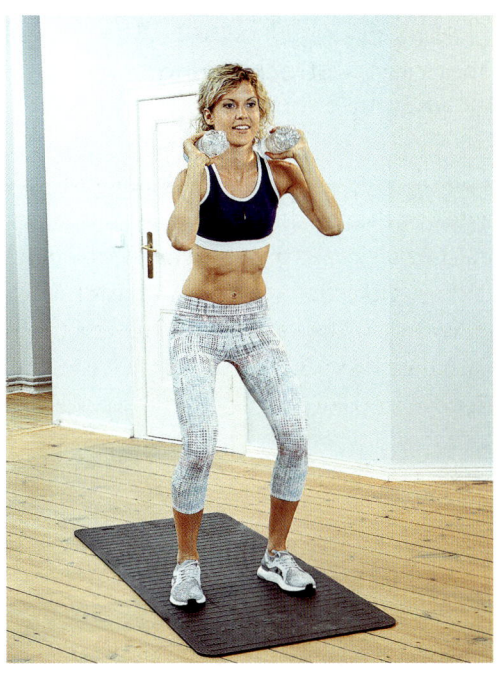

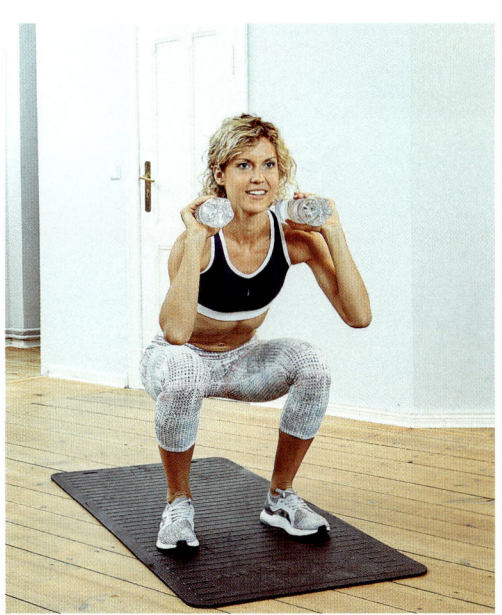

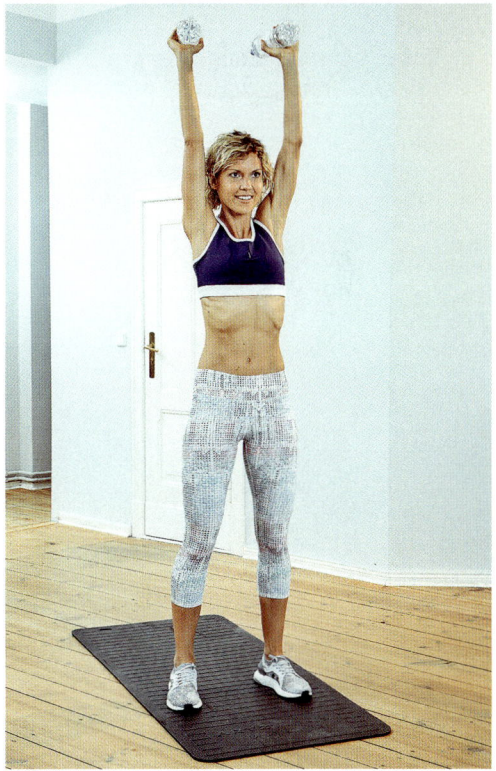

Ausführung: Fortgeschrittene oder Fitness-Fans tauschen die Wasserflaschen durch höhere Gewichte oder ein Superband aus. Die Ausführung bleibt identisch.

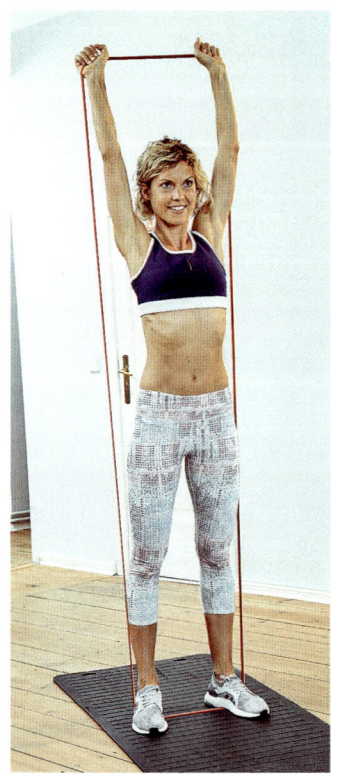

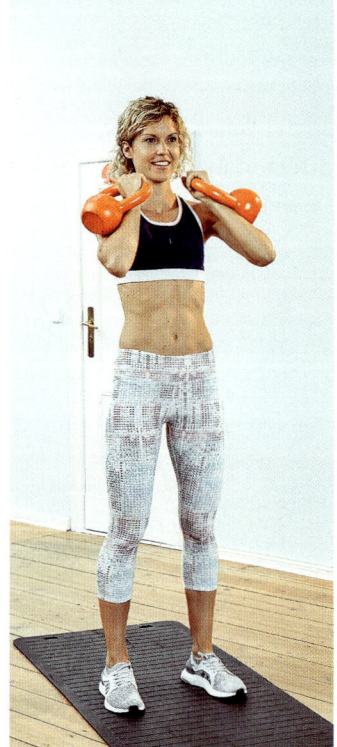

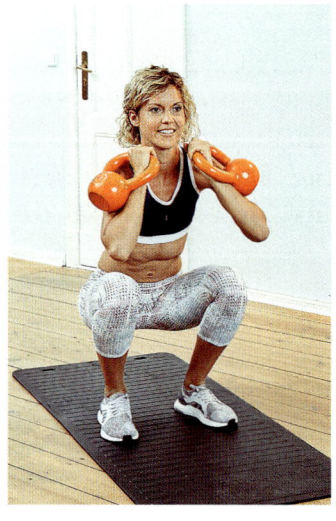

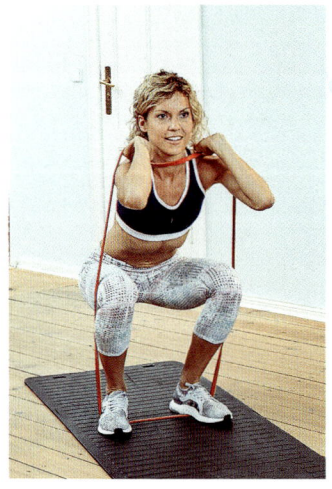

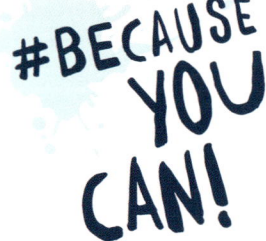

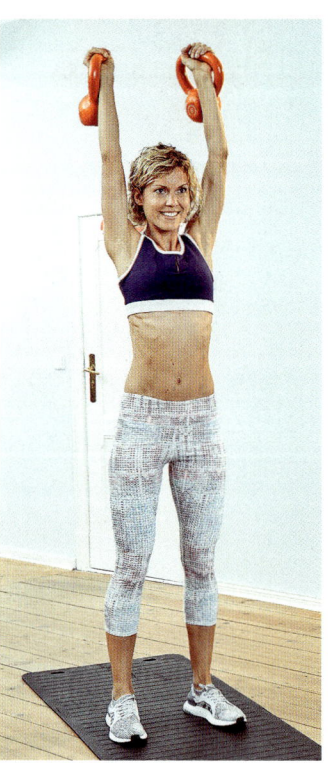

Skater

seitwärts Schritt gehen mit
hinterkreuztem Bein

Ausführung: Starte mit einem Bein, das hinter dir gekreuzt ist, Schultern und Oberkörper zeigen nach vorn. Mach einen weiten Schritt zur Seite, halte Oberkörper und Knie dabei stabil und schließe hier ebenfalls einen gekreuzten Ausfallschritt an.

seitwärts Sprung
mit hinterkreuztem Bein

Ausführung: Starte mit einem Bein, das hinter dir gekreuzt ist, Schultern und Oberkörper zeigen nach vorn. Springe weit zur Seite, lande stabil auf dem Schwungbein und schließe auf der anderen Seite ebenfalls einen gekreuzten Ausfallschritt an.

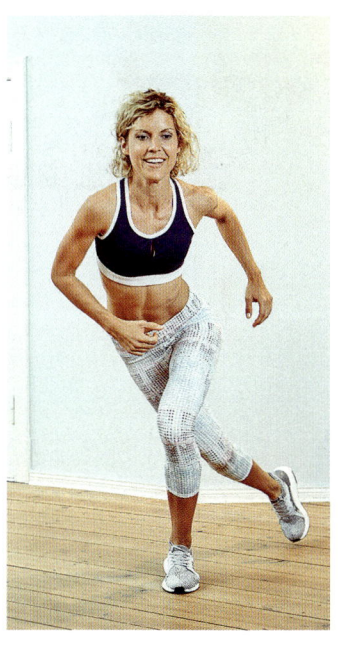 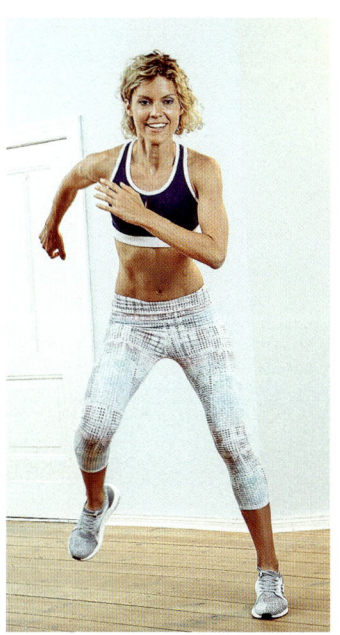 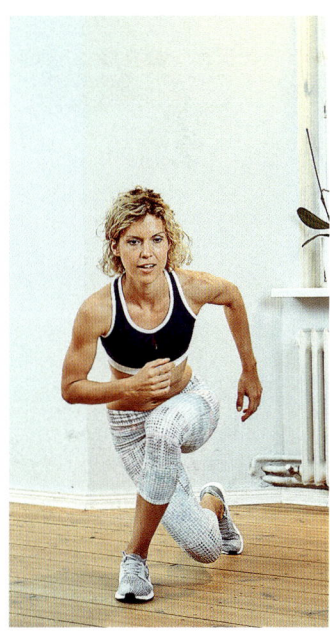

STELL DIR VOR, DASS DU ÜBER EIN FLUSSBETT VON EINEM STEIN ZUM NÄCHSTEN SPRINGST UND NICHT NASS WERDEN DARFST.

Frequenz auf der Stelle

Ausführung: Du läufst in hohem Tempo (außer Kategorie 1) auf der Stelle, nimmst schwungvoll die Arme mit und bleibst im Oberkörper aufrecht. Je nach Kategorie gehen die Knie dabei so hoch, bis die Oberschenkel parallel zum Boden zeigen, oder bleiben tiefer. Die Fitness-Fans können die Intensität noch erhöhen, indem die Frequenzläufe gegen ein Superband gemacht werden.

Frischstarter Knie unterhalb der Waagerechten & gegangen

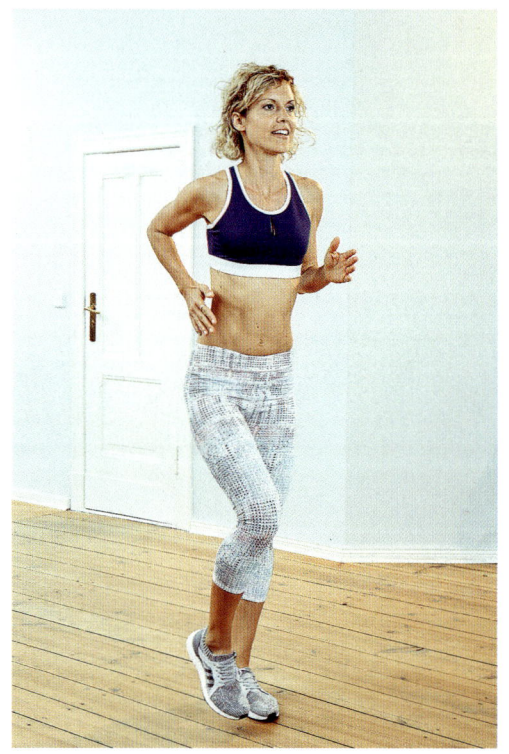 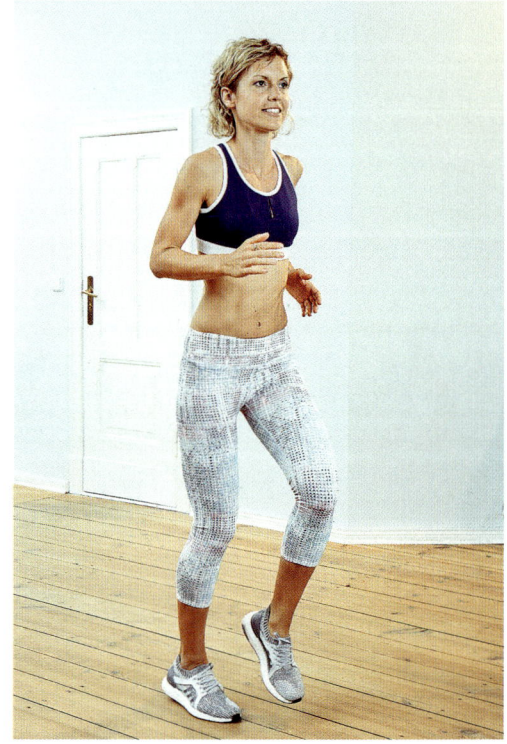

DU HEBST DIE FÜßE UMSO SCHNELLER, WENN DU DIR VORSTELLST, DASS DU BARFUß AUF HEIßEM UNTERGRUND LÄUFST.

Knie bis zur Waagerechten

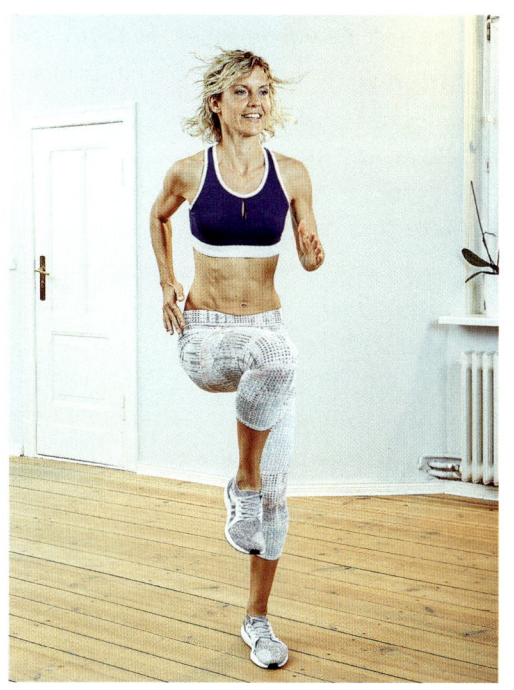 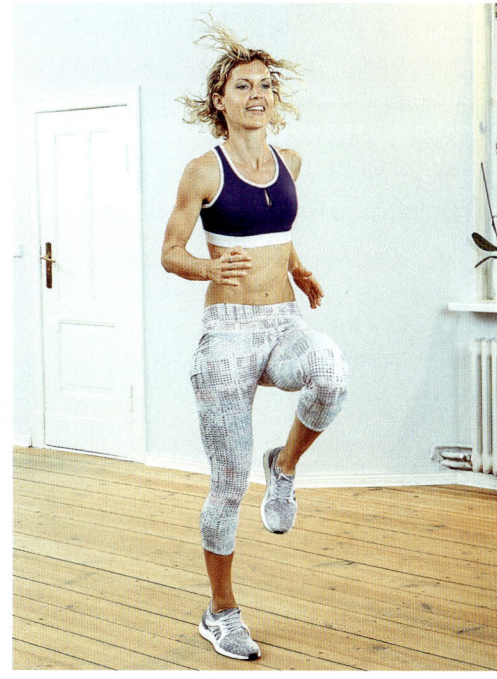

Fitness-Fan Knie bis zur Waagerechten & mit Superband

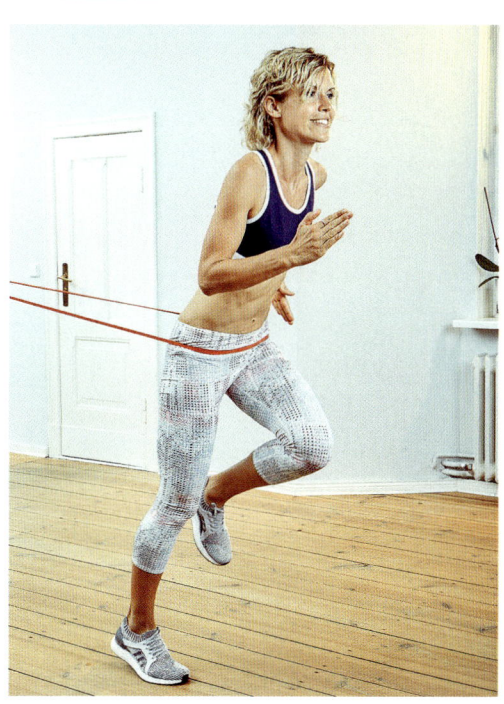 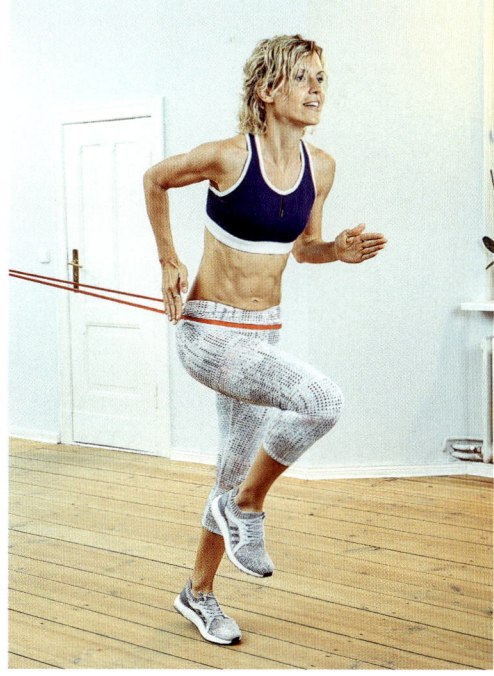

Bergsteiger

Ausführung: Die Ausgangsposition ist der stabile Liegestütz. Achte bei der gesamten Bewegung auf einen stabilen Rumpf, einen geraden Rücken und darauf, dass die Schultern in einer Linie über den Händen bleiben. Die Füße gehen abwechselnd zur gleichseitigen Hand nach vorne. Je nach Kategorie wird dabei das Tempo von Gehen bis Springen angepasst.

`Frischstarter` gegangen

`Fortgeschrittener`
Wechselsprung & kurze Pause

`Fitness-Fan` Wechselsprung
fortlaufend

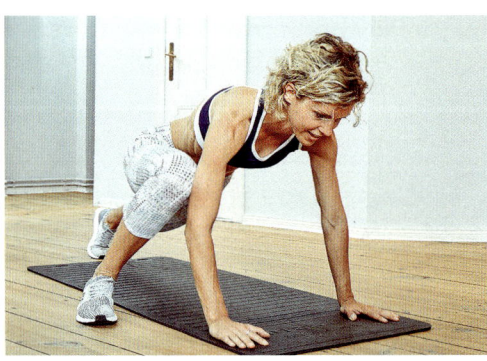

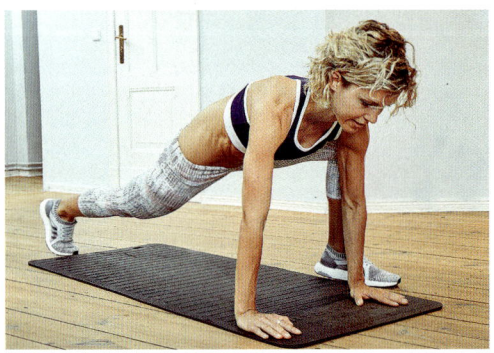

Swings (rechts)

`Frischstarter` `Fortgeschrittener`
beidarmig

Ausführung: Der Swing ist eine hüftdominante Übung, die von der Explosivität der Hüftstreckung lebt. Die Kettlebell schwingt mit einer weiten Hüftbeugung nach hinten durch die Beine, bis die Unterarme leicht die Oberschenkel berühren. Durch die anschließende Streckung der Hüfte werden Oberkörper, Arme und Kugel schwungvoll zurück nach vorne beschleunigt. Ziel des Swings ist es, die Kugel bis auf Schulterhöhe oder sogar in die gestreckte Überkopfposition hochschwingen zu lassen.

`Fitness-Fan` einarmig

Ausführung: Die Ausführung ist einarmig genauso wie beidarmig. Hier ist zu beachten, dass der Oberkörper und die Schultern nicht rotieren und in der Körperachse bleiben.

DER BERGSTEIGER WIRD WEGEN DER KÖRPERHALTUNG AUCH »SPIDERMAN-ÜBUNG« GENANNT. MOTIVIERT, ODER? ;-)

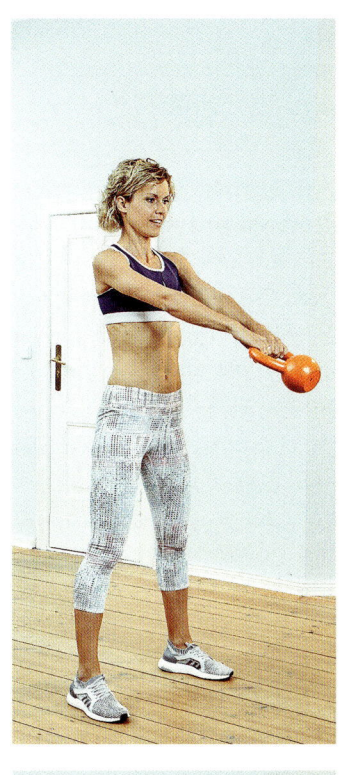
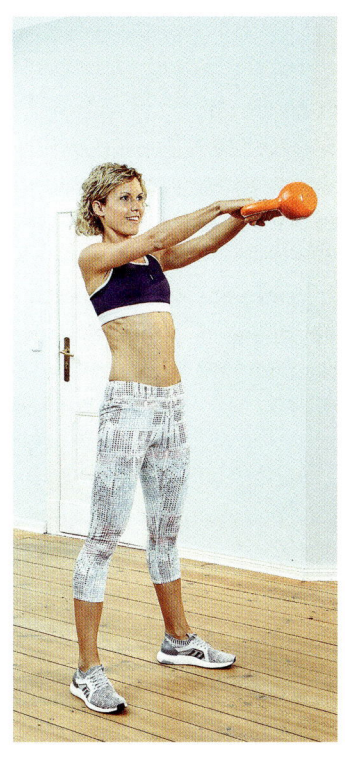
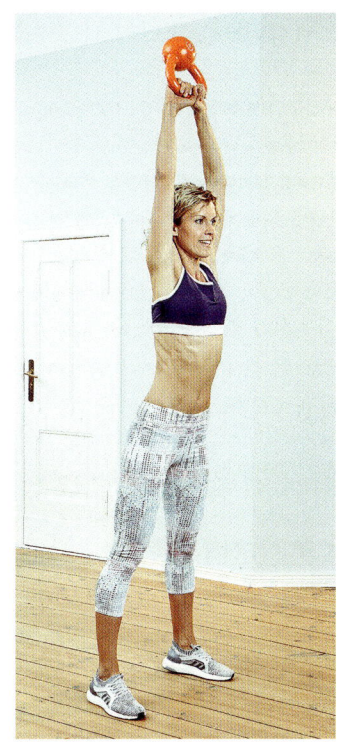
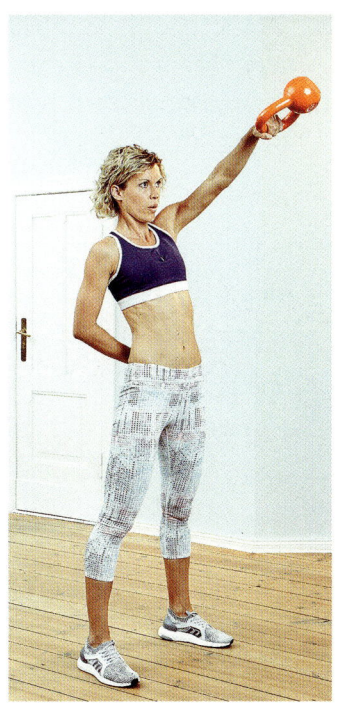
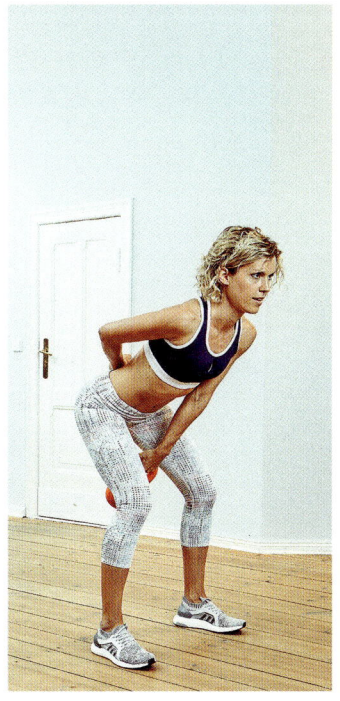
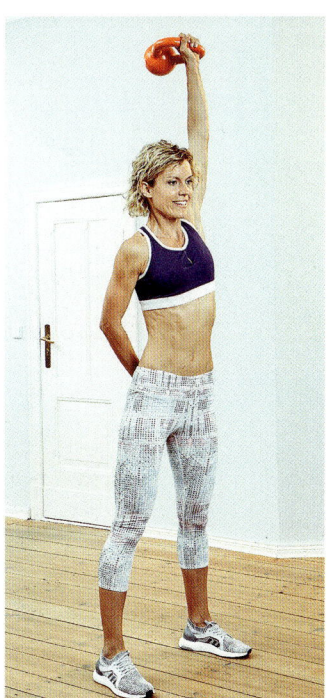

Fit und ausdauernd (GLA)

Mit einer verbesserten Grundlagen-**Ausdauer** (GLA) fällt vieles leichter. Deine Erholungsfähigkeit und mentale Frische werden zusehends besser. Das Tolle an dieser Form des Trainings: Du kannst einfach den Kopf ausschalten und den Körper machen lassen. Und das ist nicht nur für mich, sondern für die meisten von uns eine sehr willkommene Abwechslung nach einem langen und harten Arbeitstag. Wenn du eine Möglichkeit hast, deinen Puls zu messen, hilft das sehr. Dann kannst du perfekt die Karvonen-Edwards-Formel nutzen:

Beispiel für eine Trainingsintensität bei 70 %, einer maximalen Herzfrequenz von 200 und einer Herzfrequenz in Ruhe von 60:
$(200 - 60) \times 0{,}7 + 60 = 158$

Ohne einen maximalen Belastungstest bestimmst du deine maximale Herzfrequenz, indem du 220 minus dein Lebensalter berechnest. Die jeweiligen Trainingsbereiche ergeben sich also individuell aus deinem aktuellen Leistungsstand. Wenn du keinen Pulsmesser hast, nutze einfach dein subjektives Belastungsempfinden anhand unten stehender Skala:

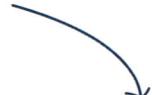

Hf Training = (Hf. max. − Hf. in Ruhe) × Faktor + Hf. in Ruhe

1	2	3	4	5	6	7	8	9	10
ausruhen	sehr, sehr einfach	sehr einfach	einfach	mittel anstrengend	ziemlich anstrengend	anstrengend	sehr anstrengend	sehr, sehr anstrengend	maximal anstrengend

Ich empfehle dir zwei Formen des aeroben Ausdauertrainings. Diese unterscheiden sich hauptsächlich in Struktur, Umfang und Intensität.

Das aerobe – extensive Training

Hier steht mehr der regenerative Aspekt im Vordergrund. Dein Körper und dein Kopf können sich aktiv erholen und verbessern gleichzeitig deine allgemeine Belastungsverträglichkeit. Dein Herzfrequenzbereich liegt hier zwischen 60 und 70 % deiner maximalen Herzfrequenz. Entweder arbeitest du hier nach der Dauermethode, bei der du ein Tempo (bzw. einen Herzfrequenzbereich) über die gesamte Distanz beibehältst, oder du trainierst in extensiven Intervallen. Hier empfehle ich dir ein Wechselspiel zwischen 3–5 Minuten bei 70–75 % Herzfrequenz max. mit der gleichen Dauer im extensiven Bereich von 60 % Herzfrequenz max. über eine Gesamtdauer von 20–60 Minuten.

Beispiel: 30-jährige Frau
(220 – 30 = 190 Hf. max.;
Trainingsbereich 114–152)

Das aerobe – intensive Training

Mit einer intensiven Dauerbelastung trainierst du dein Herz-Kreislauf-System. Außerdem kannst du einen stetigen Tempowechsel mit variabler Abfolge von kurzen intensiven, mittleren extensiven und längeren regenerativen Phasen ausprobieren. Entscheidend ist hier nur, dass deine Herzfrequenz zwischen 70 und 80 % liegt. Auf der Belastungsskala darf das Gesamtprogramm als durchaus anstrengend bis sehr anstrengend von dir bewertet werden, allerdings noch mit Luft nach oben.

Ich empfehle dir Intervalle zwischen 30 und 90 Sekunden Belastung und bei 2–3 Minuten Serienpause über eine Gesamtdauer von 20–60 Minuten. Willst du es ganz individuell und effektiv machen, beobachtest du nach deinem intensiven Intervall deine Herzfrequenz und startest das nächste Intervall erst, wenn dein Puls wieder bei 65–70 % Herzfrequenz max. angekommen ist.

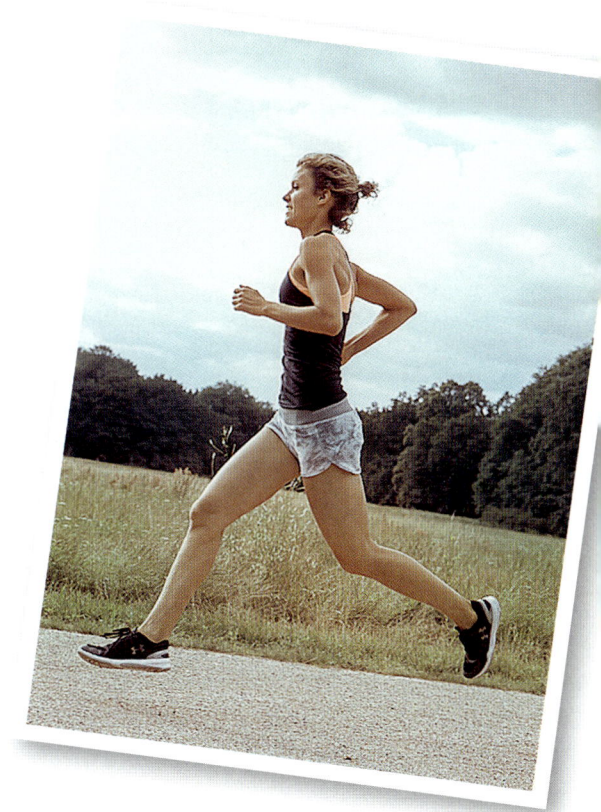

Fit und kraftvoll

Eine zeitsparende und effektive Methode, dein Kraft-Programm aufzubauen, funktioniert über das Training in Supersätzen. Dazu werden immer zwei Übungen kombiniert und abwechselnd ausgeführt. Achte darauf, dass beide Übungen nicht die gleichen Muskelgruppen trainieren. Während deine Beine in der Kniebeuge arbeiten, erholen sich die Arme und können danach gleich mit den Liegestützen weitermachen. Willst du in deinem Training eine Körperpartie besonders trainieren, kannst du auch zwei unterschiedliche Übungen dieser Muskelgruppen kombinieren. Hier sollte die Pause dann ein bisschen länger ausfallen (siehe Beispiele).

Wochenplanung Krafttraining

Kraft-/Ganzkörperempfehlung	Woche 1–4		Woche 5–8		Woche 9–12	
Supersatz 1 (Ganzkörper) Kreuzheben & Liegestütze	8	Wdh.	10	Wdh.	12	Wdh.
	3	Sätze	4	Sätze	5	Sätze
	30 Sek.	Pause	30 Sek.	Pause	30 Sek.	Pause
Supersatz 2 (Beine) Kniebeuge & Beckenlift	8	Wdh.	10	Wdh.	12	Wdh.
	3	Sätze	4	Sätze	5	Sätze
	60 Sek.	Pause	60 Sek.	Pause	60 Sek.	Pause
Supersatz 3 (Arme) Dips & Ruderzug mit Fitnessband	8	Wdh.	10	Wdh.	12	Wdh.
	3	Sätze	4	Sätze	5	Sätze
	60 Sek.	Pause	60 Sek.	Pause	60 Sek.	Pause
	3	Sätze	4	Sätze	4	Sätze
	60	Pause	60	Pause	60	Pause

Liegestütz in 3 Varianten

Ausführung: Achte beim Liegestütz immer auf eine feste Körpermitte, damit der gesamte Körper gleichmäßig auf und ab bewegt werden kann. Die Hände werden in Höhe der Brust neben den Schultern positioniert und versuchen während der Bewegung den Bo- den auseinanderzuziehen (sorgt für mehr Spannung im Schultergürtel, ist jedoch nicht sichtbar!). Je nach Kraft werden die Liegestütze auf den Knien, auf den Füßen oder mit den Füßen im Schlingentrainer ausgeführt.

Frischstarter auf den Knien

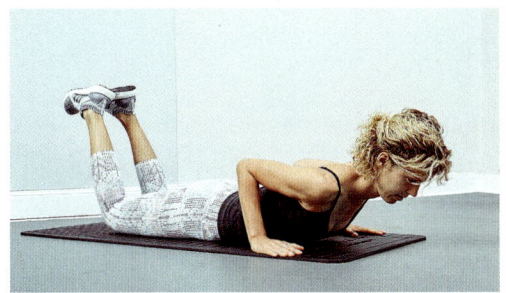 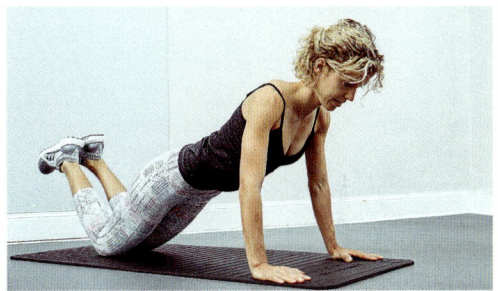

Fortgeschrittener neutral

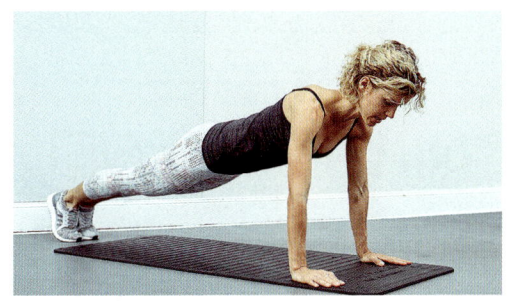 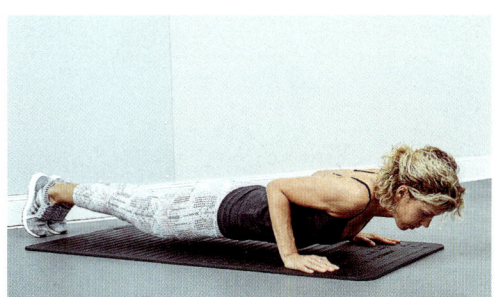

Fitness-Fan im Schlingentrainer

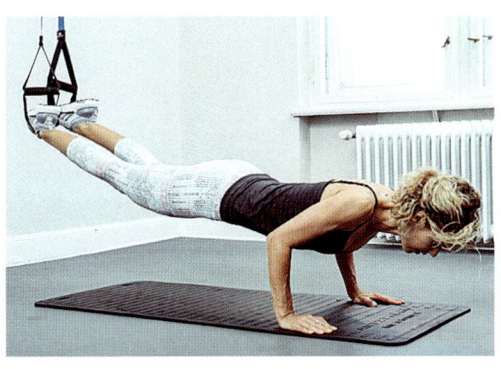 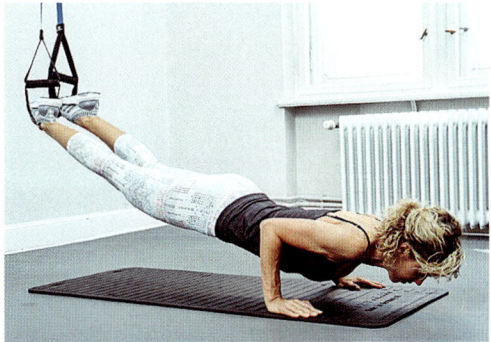

Klimmzug

Ausführung: Du ziehst dich mit den Händen im Obergriff Ⓐ mit dem Kinn über die Stange. Dabei führst du die Ellbogen zum Oberkörper und hältst Bauch und Hüfte stabil. Nutze für den Anfang ein Superband zur Unterstützung. Halte in der gesamten Ausführung die Schultern unten bzw. »weg von den Ohren«! Krafttraining lebt auch von der Abwechslung. Probiere aus, ob dir der Kammgriff Ⓑ besser liegt, und variiere regelmäßig!

Frischstarter 30 Sek. an der Stange hängen, Schulterblätter zusammen

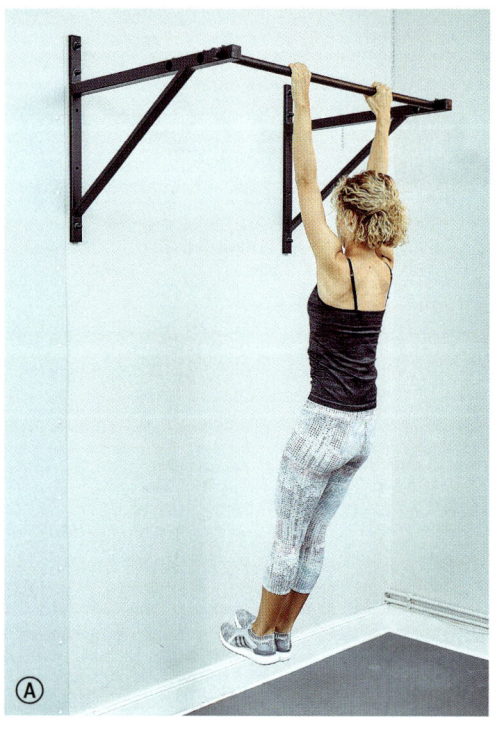

UND ES GILT IMMER:
QUALITÄT VOR QUANTITÄT!
GERADE ALS FRAU IST DIE UNTER-
STÜTZUNG DURCH DAS BAND
EIN WAHRER SEGEN ;-)

Fitness-Fan neutral

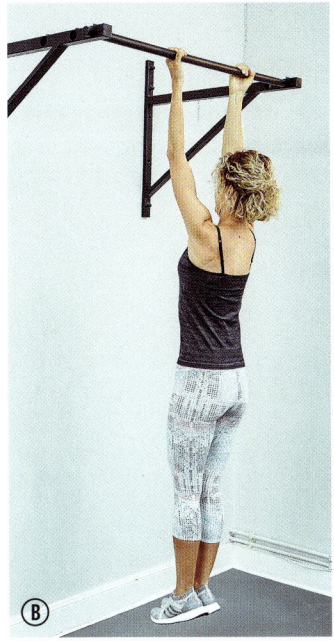 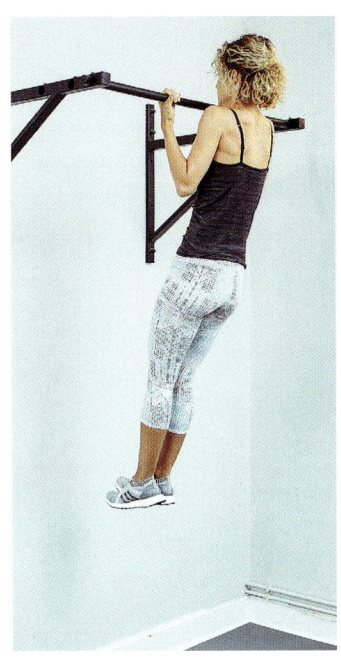

Fortgeschrittener mit Superband

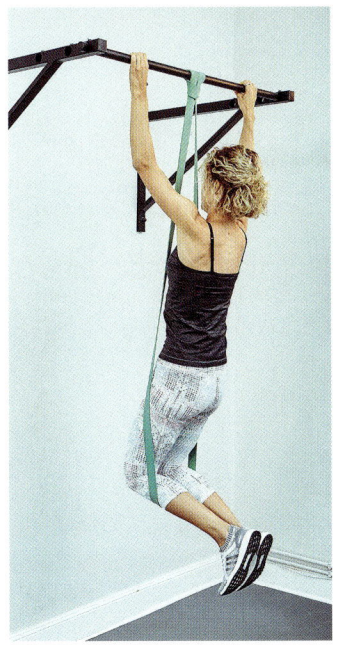 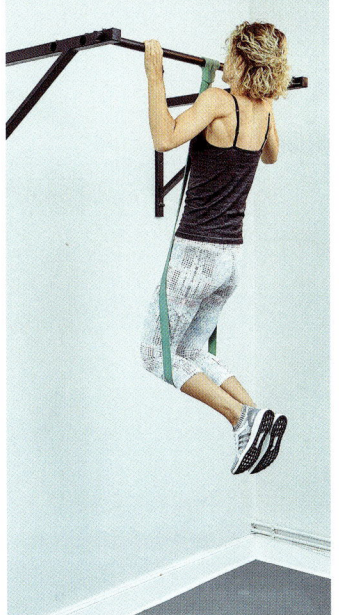

Ruderziehen mit Fitnessband

Frischstarter | Fortgeschrittener | Fitness-Fan

Ausführung: Mach das Fitnessband in Kopfhöhe irgendwo fest. Zieh dann im aufrechten Stand, Beine leicht angewinkelt, das Fitnessband in Richtung Bauchnabel. Die Ellbogen werden dabei dicht am Oberkörper vorbeigeführt und die Schultern sowie der Oberkörper in der neutralen Position gehalten. Zur Steigerung der Übung wählst du ein stärkeres Band oder gehst einen Schritt nach hinten.

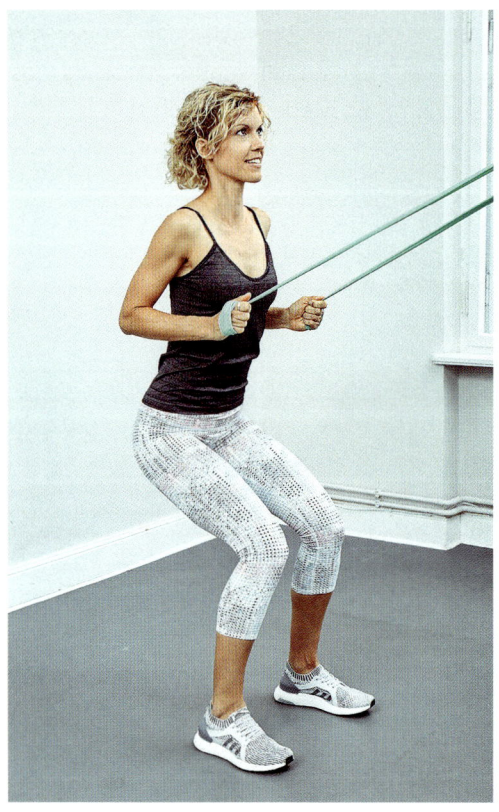 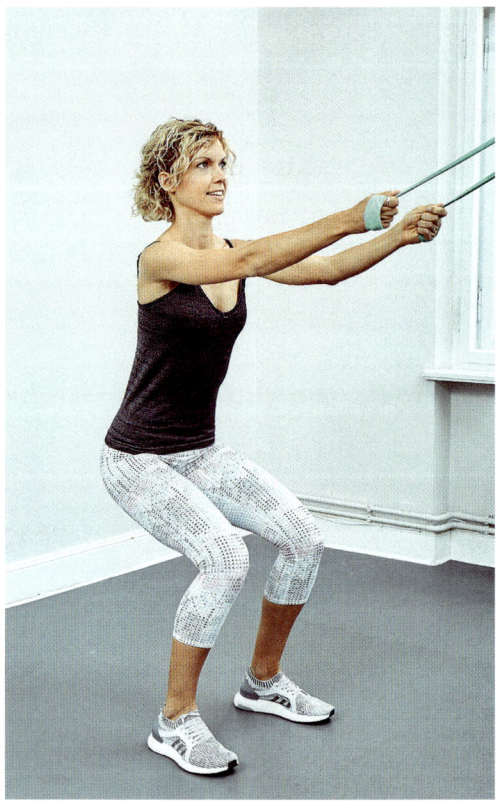

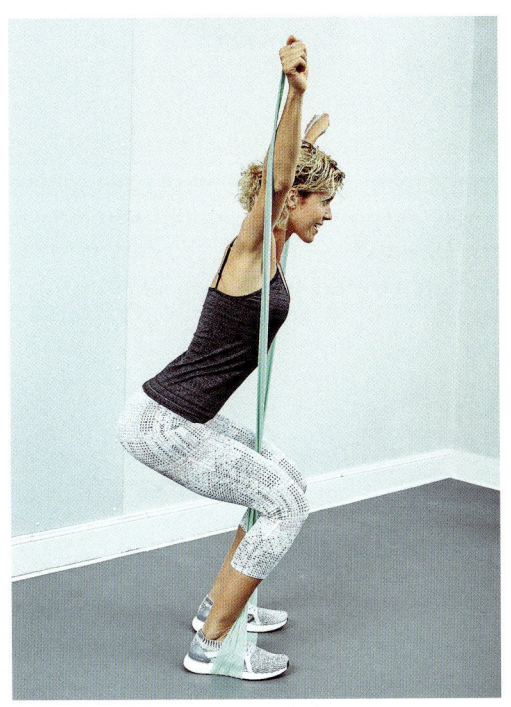

Reverse Fly mit Fitnessband

Ausführung: Steige in einem hüftbreiten Schritt auf dein Fitnessband und greife diagonal an dessen Enden. Zieh das Band mit geradem Rücken und leicht vorgebeugtem Oberkörper diagonal nach hinten über den Kopf. Halte am Ende der Bewegung die Spannung für eine Sekunde, bevor du das Band langsam wieder zurückführst.

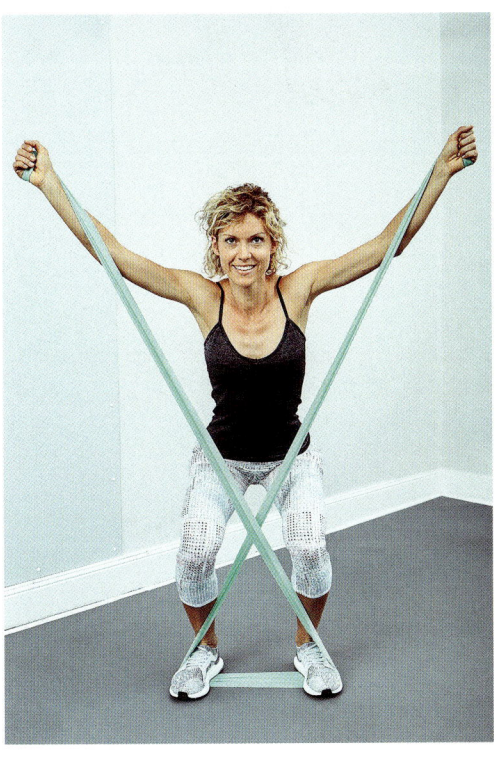

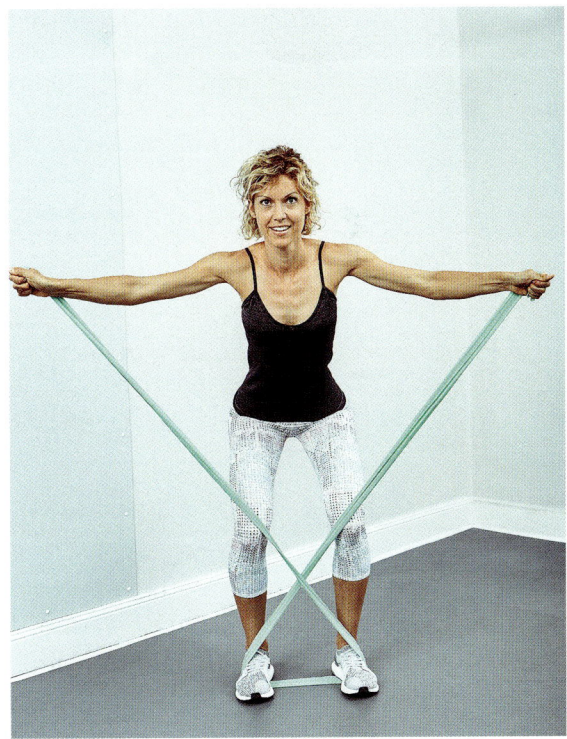

Dips

Ausführung: Dein Oberkörper bleibt die ganze Zeit aufrecht und wird nah an der Box heruntergeführt. In der Endposition erreichen die Ellbogen einen 90°-Winkel. Achte darauf, die Schulter nach hinten zu ziehen und die Brust herauszustrecken.

Frischstarter **Beine stehen angewinkelt am Boden**

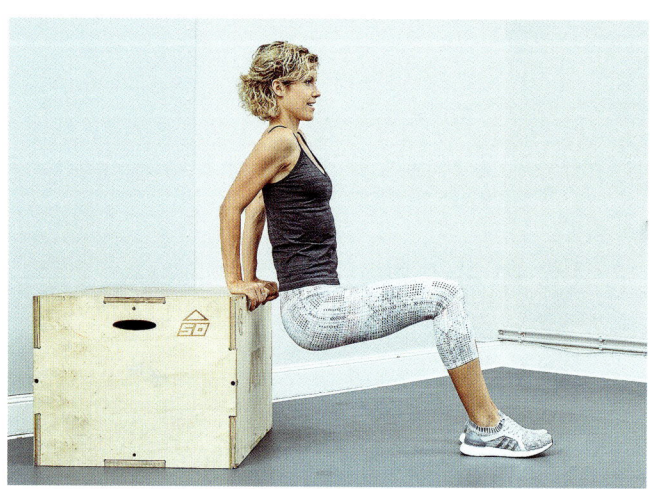

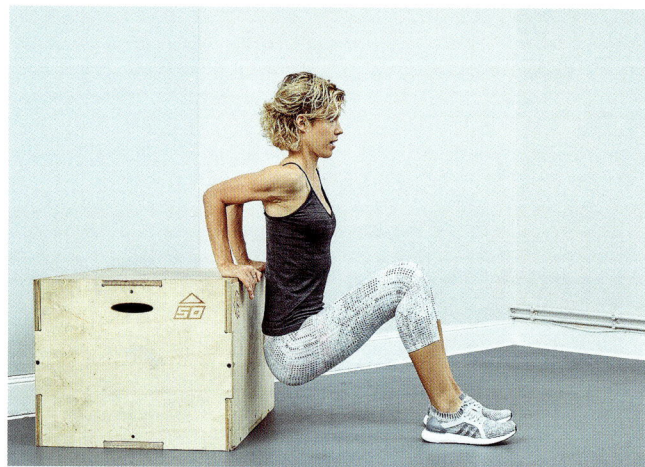

DIESE ÜBUNG KANNST DU AUCH GANZ WUNDERBAR AN DEINEM BETT MACHEN.

Fortgeschrittener Beine sind gestreckt

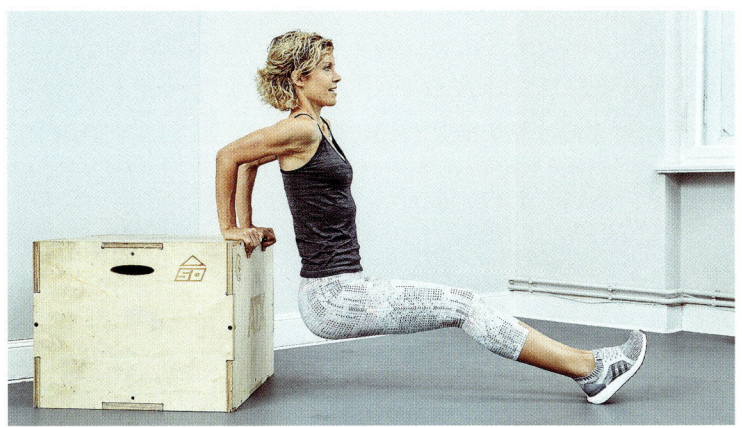

Fitness-Fan Beine gestreckt auf einer zweiten Box

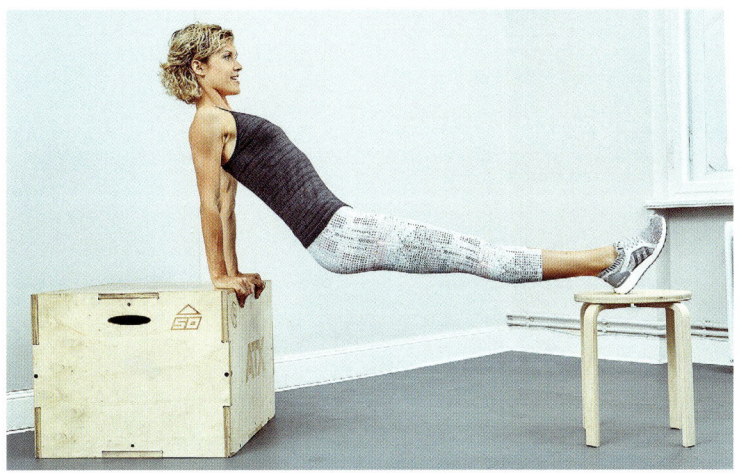

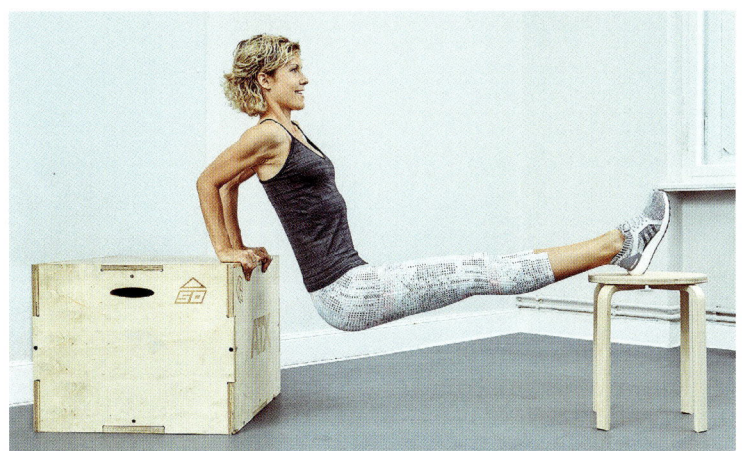

Box-Kniebeuge

Ausführung: Führe die Kniebeuge im schulterbreiten Stand aus. Halte den Oberkörper in der gesamten Bewegung aufrecht und den ganzen Fuß am Boden. Wähle eine Box oder einen Hocker, dessen Höhe ungefähr deiner Kniehöhe entspricht. Behalte eine langsame Bewegungsausführung bei und kontrolliere immer wieder die Fuß-, Knie- und Oberkörperposition.

Frischstarter **nur mit deinem Körpergewicht**

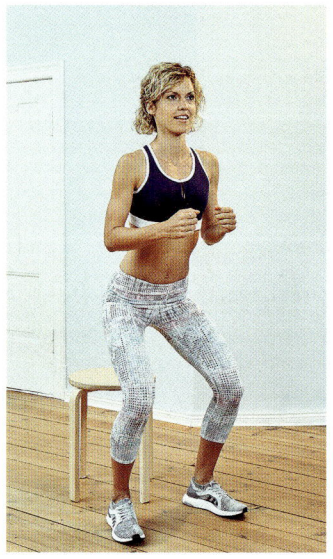
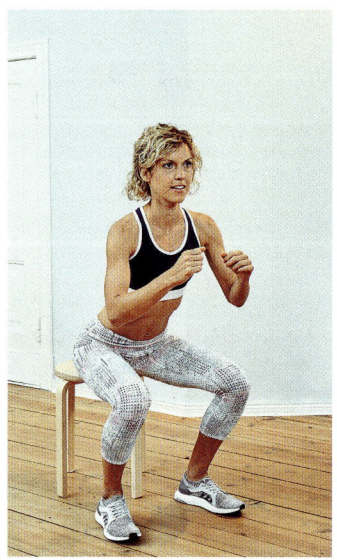
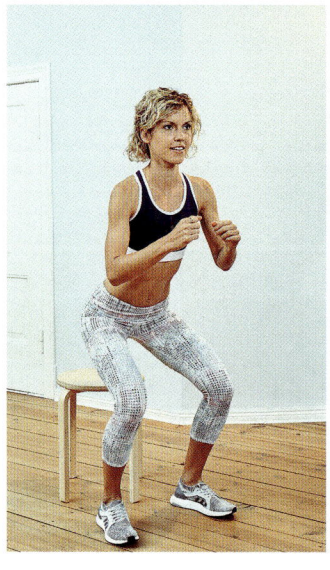
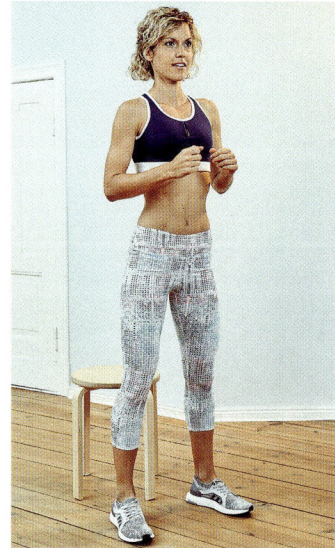

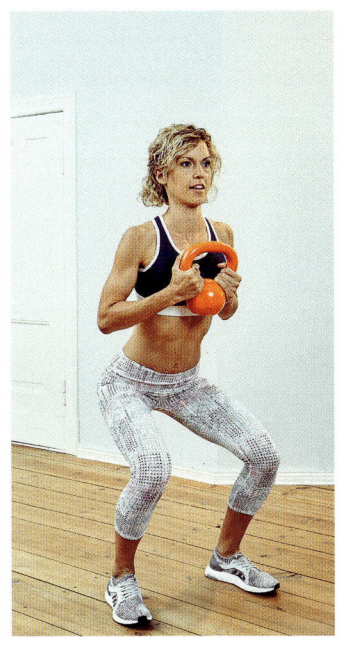 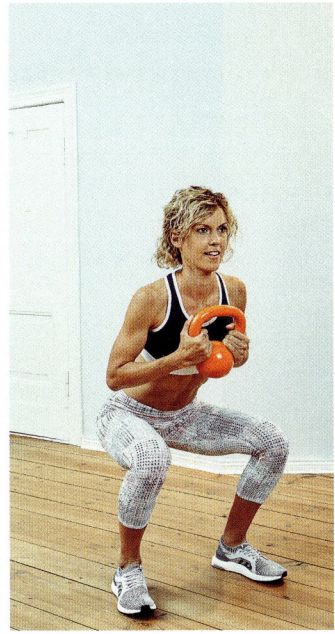 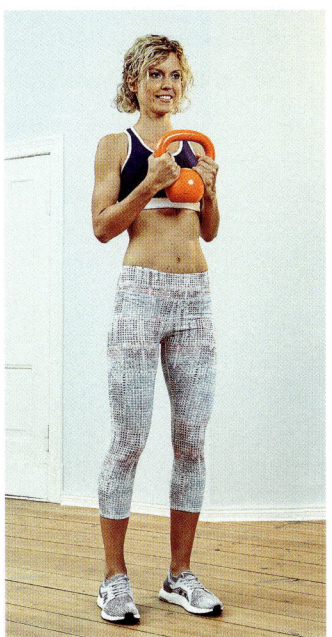

Fitness-Fan einbeinig

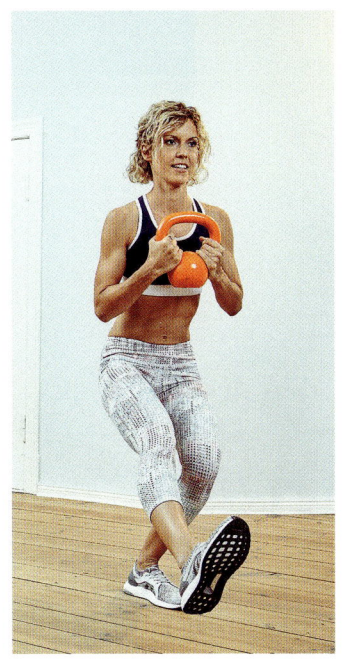 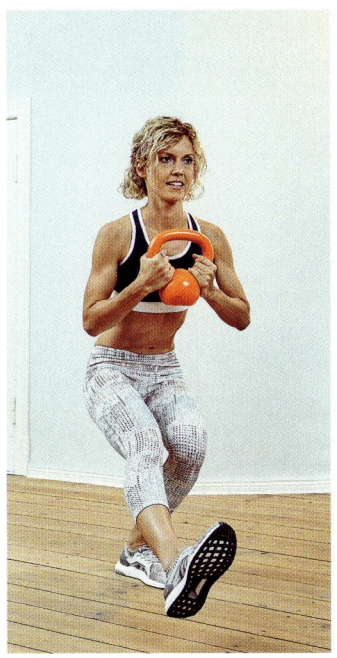 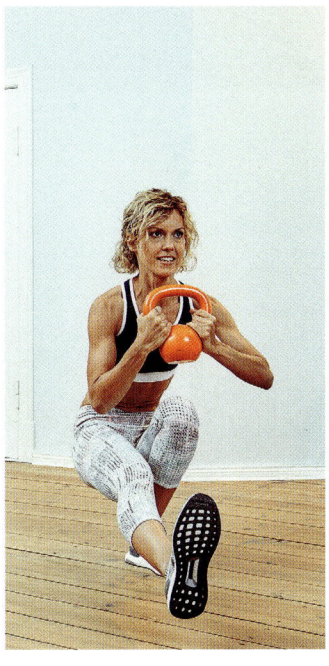

Split-Kniebeuge

Ausführung: In der Split-Kniebeuge zeigen beide Füße nach vorn und befinden sich in Schritt-stellung. Bei aufrechtem Oberkörper wird das hintere Knie zum Boden geführt. Je nach Kraft-level kannst du die Split-Kniebeuge ohne Last oder mit einem Zusatzgewicht ausführen. Um die Anforderung zu erweitern, legst du den hinteren Fuß auf einem Hocker ab und senkst an-schließend das Knie zum Boden.

`Frischstarter` hinteres Knie zum Boden führen

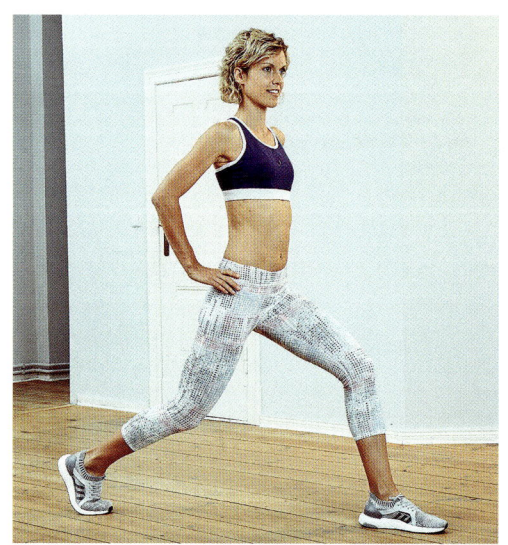 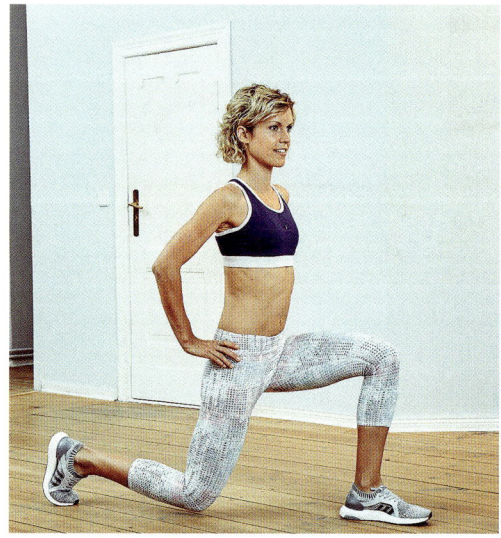

EINE MEINER LIEBLINGSÜBUNGEN,
WEIL SIE SO EFFEKTIV IST UND DICH
SCHNELL ZUM SCHWITZEN BRINGT.
#POWERFRAU!

Fortgeschrittener
mit Zusatzgewicht

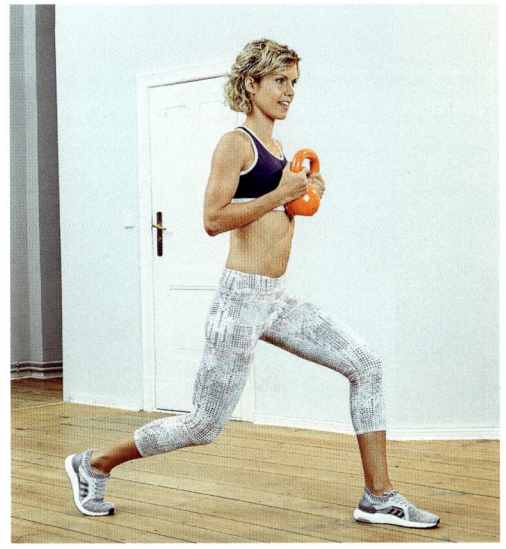

Fitness-Fan hinteren Fuß
auf Hocker ablegen

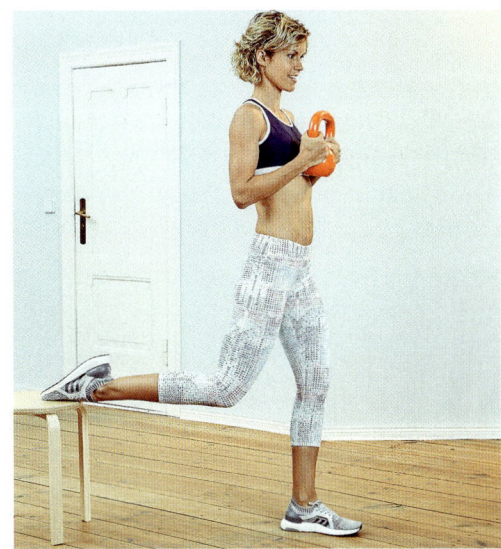

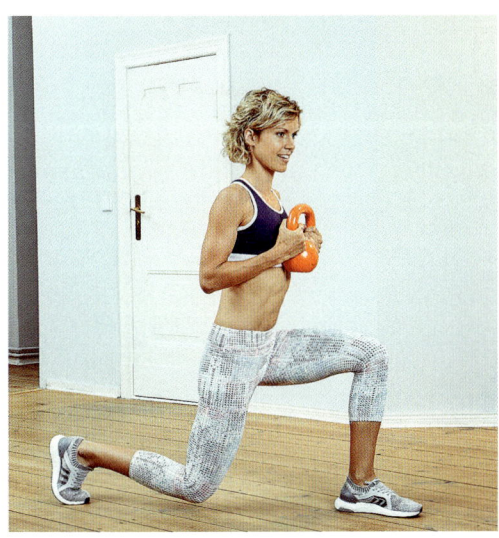

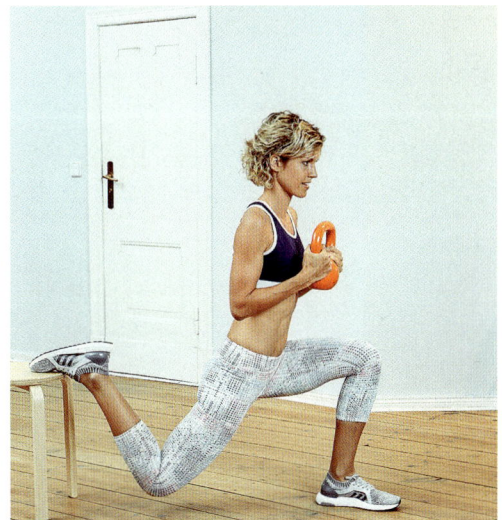

Kreuzheben breit (Sumo-Deadlift)

Frischstarter Fortgeschrittener Beispiel mit Gewicht

Ausführung: In der Startposition befindest du dich in einem mehr als schulterbreiten Stand. Dein Oberkörper ist gerade und nach vorne gebeugt. Das Gewicht (Kettlebell o. Ä.) befindet sich zwischen deinen Sprunggelenken. Für eine korrekte Ausführung stellst du dir vor, dass du den Boden unter dir wegdrückst, behältst einen geraden Oberkörper bei und lässt die Arme gestreckt. In der Endposition ist dein Gesäß fest und die Schultern sind nach hinten zusammengezogen. Achte auf eine kontrollierte, ruhige Ausführung. Sowohl auf- als auch abwärts.

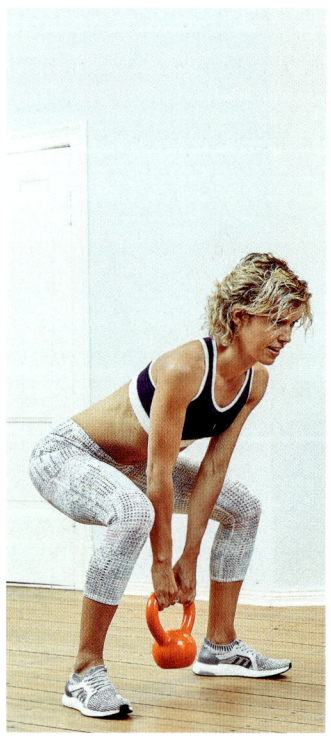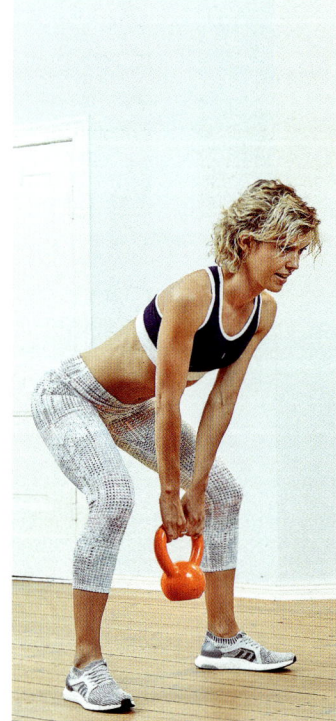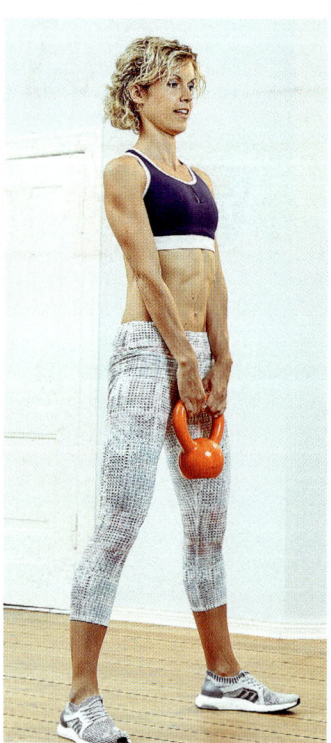

Fitness-Fan **einbeiniges Kreuzheben (rechts)**

Ausführung: Du bist mit deinem kompletten Körpergewicht auf deinem Standbein in der Hocke, während dein Oberkörper gerade und angespannt nach vorn geneigt ist. Der Fuß des passiven Beins kann für das Gleichgewicht Kontakt mit dem Boden haben. Heb die Last auf, indem du den Boden unter dir wegdrückst. Die Kraft kommt dabei nur aus dem Standbein.

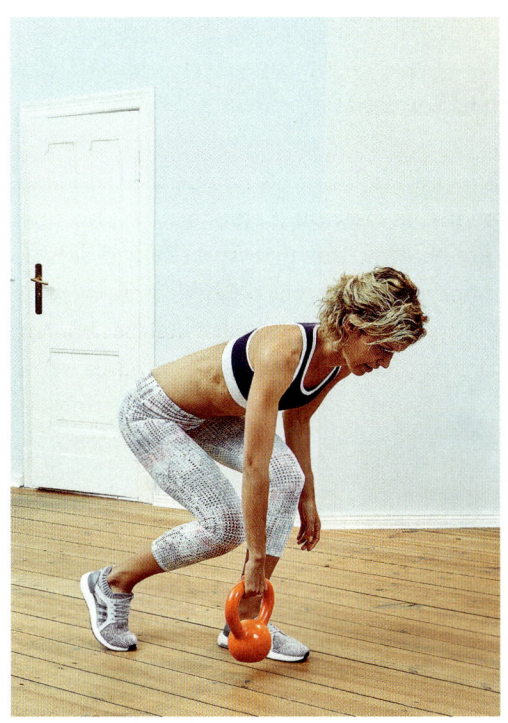

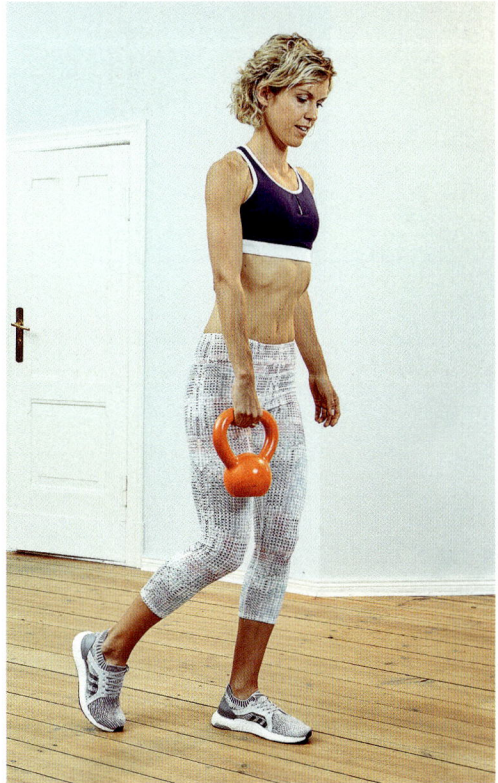

Miniband Monsterwalk

Ausführung: Steige in ein Miniband und positioniere es oberhalb der Knie. Ⓐ Starte im hüftbreiten Stand mit aufrechtem Oberkörper und einem Kniewinkel von 90°. Bei kleinen Schritten seitwärts bleibst du konstant in der tiefen Position und bewegst dich langsam durch den Raum. Umso stärker das Band, desto schwerer ist es, das Knie zur Seite zu bringen. Mit einem zusätzlichen Band um die Füße erhöhst du noch mal die Anforderung. Ⓑ

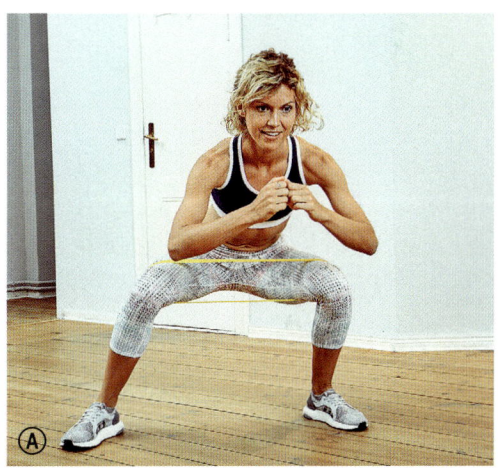

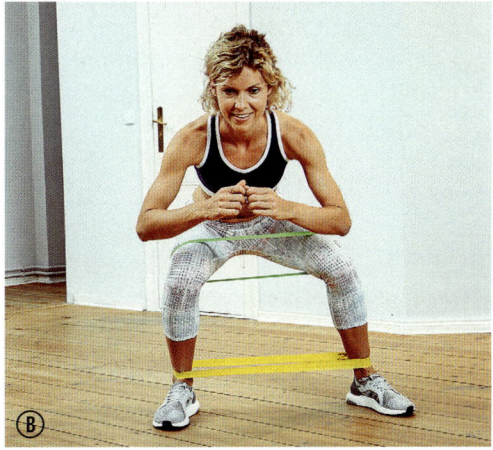

Fit und flexibel (Mobility)

Die **Mobilitäts**-Übungen helfen dir, beweglicher zu werden, Dysbalancen im Körper auszugleichen, Verspannungen kurz- und langfristig zu beheben und die Körperwahrnehmung zu steigern.

Nimm sie dir zu Herzen; sie sind mindestens so wichtig wie dein Ausdauer- und Krafttraining und weit mehr als ein bisschen nerviges Dehnen danach. Probiere alle Übungen aus und stell dir ein Programm aus den Übungen zusammen, die für dich den meisten Mehrwert liefern. Ich empfehle dir jedoch, in dein Programm alle Übungen zu integrieren. Der Körper funktioniert nun mal als zusammenhängendes System. Verbessert sich die gesamte Bewegungsfreiheit des Körpers, werden meist auch die problematischen Segmente deutlich beweglicher. Je beweglicher, desto freier und flexibler bist du für dein Workout und für dein gesamtes Leben.

Übung (für wen besonders geeignet)	1 Durchgang	
Wandengel Haltungsverbesserung der Schultern & Brustwirbelsäule	Wiederholungen	10
	Bewegungsausführung	betont langsam
Wadenstretch im Hund Achillessehnenprobleme Knieprobleme	Wiederholungen	5 pro Seite
	Dauer	je 30–60 Sek.
Gesäß & Hüftstretch bei Rückenschmerzen (unterer Teil) bei langen, sitzreichen Arbeitstagen	Wiederholungen	7 pro Seite
	Dauer	10 Sek.
Skorpion & Schulterstretch Schulterverspannungen bei langen, sitzreichen Arbeitstagen	Wiederholungen	5 pro Seite
	Dauer	10 Sek.
Annikas Lieblingsstretch bei Rückenschmerzen (unterer Teil) bei langen sitzreichen Arbeitstagen	Wiederholungen	5 pro Seite
	Dauer	10 Sek.
Couch-Stretch Knieprobleme bei langen, sitzreichen Arbeitstagen	Wiederholungen	3 pro Seite
	Dauer	2 Min. pro Seite
Stretch – Seitenlinie 1 bei Rückenschmerzen Knieschmerzen	Wiederholungen	5 pro Seite
	Dauer	10 Sek.
Stretch – Seitenlinie 2 bei Schulterproblemen bei Rücken- & Knieproblemen	Wiederholungen	5 pro Seite
	Dauer	10 Sek.

Wandengel

Ausführung: Du sitzt mit deinem Rücken an der Wand. Gesäß, Kopf, Schultern und Arme halten den Kontakt. Führe die Arme an der Wand zwischen Höhe Brustkorb und der höchsten Position über dem Kopf langsam hin und zurück. Atme aus, wenn du die Arme nach oben bewegst.

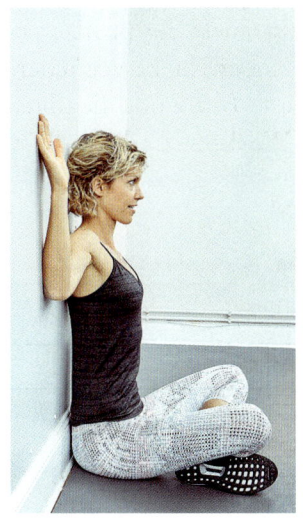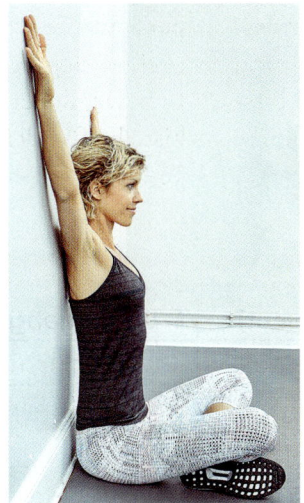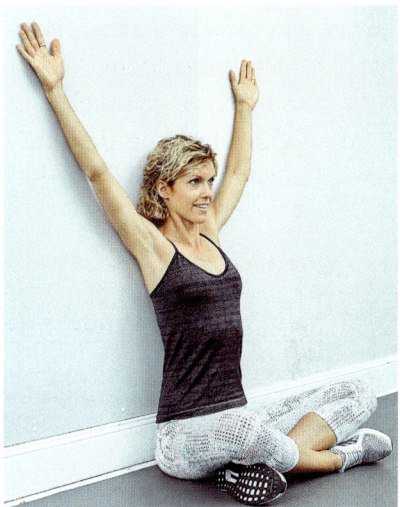

Wadenstretch im Hund

Ausführung: Deine Hände und Füße sind abgestützt, dein Kopf befindet sich zwischen den Oberarmen. Schiebe so dein Gesäß zur Decke und versuche, mit gestreckten Beinen die Fersen in den Boden zu pressen. Schlage ein Bein über das andere, um eine noch größere Dehnung zu erzielen.

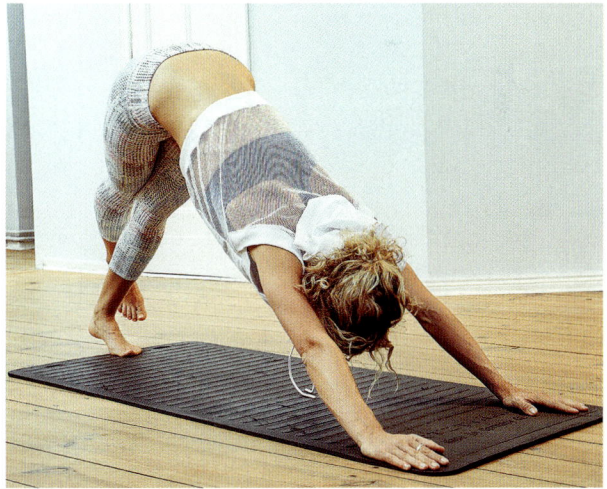

Gesäß & Hüftstretch

Perfekt im Anschluss an den Wadenstretch. **Ausführung:** Du ziehst dein Knie zur gleichseitigen Hand und legst den Oberkörper über dem Knie weit nach vorne ab. Das hintere Bein bleibt gestreckt. Um den Stretch noch zu erhöhen, krabbeln deine Arme vom Knie weg.

Skorpion & Schulterstretch

Ausführung: Aus der Bauchlage, mit den Armen zur Seite gestreckt, bringst du den Fuß zur diagonalen Hand. Stütze dich mit der anderen Hand leicht vom Boden ab, damit gleichzeitig zum Oberschenkel ein leichter Zug in der Schulter zu merken ist.

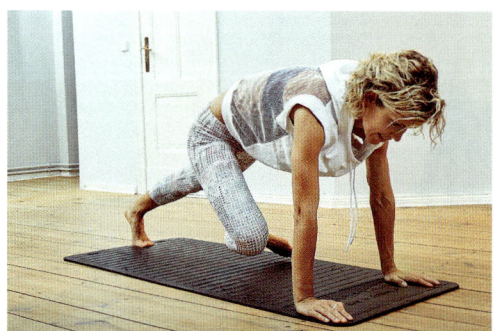

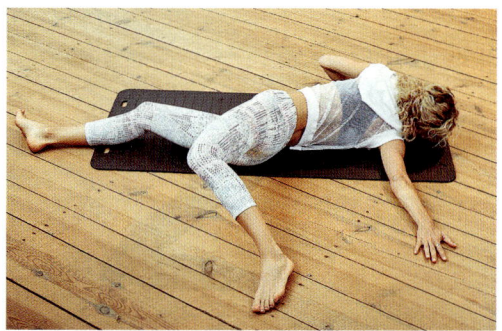

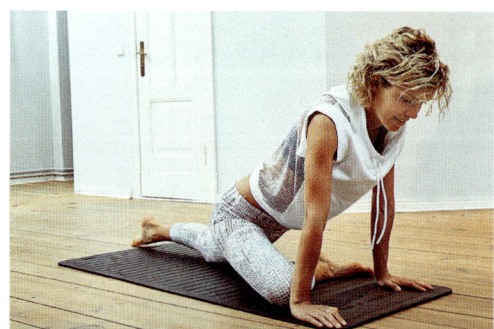

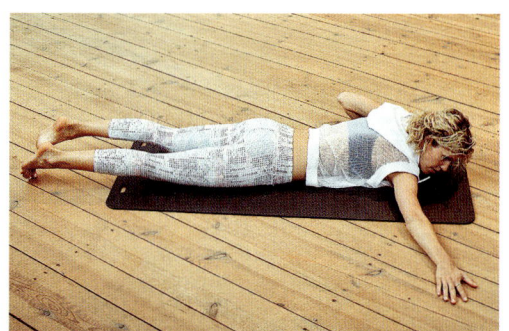

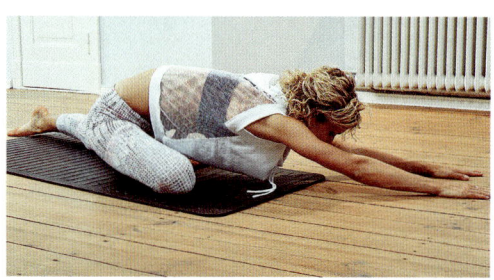

Annikas Lieblingsstretch – der Knoten

Ausführung: Aus der Rückenlage mit seitlich gestreckten Armen schlägst du ein Bein über das andere und verankerst es mit deinem Fuß um die Wade. Lass die Hüfte zur Seite fallen, halte die Schultern am Boden und schau zur diagonalen Seite.

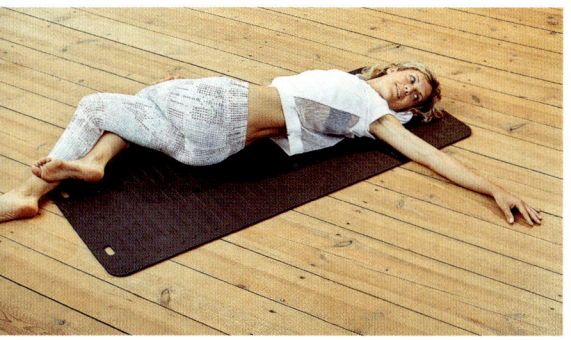

Couch-Stretch

Ausführung: Positioniere dich mit einem Knie am Boden dicht vor der Wand und klemme den Unterschenkel dagegen. Das andere Bein stellst du vor dem Oberkörper hin und richtest dich auf. Umso dehnbarer du im Oberschenkel und in der Hüfte bist, desto näher oder weiter entfernt gehst du zur Wand.

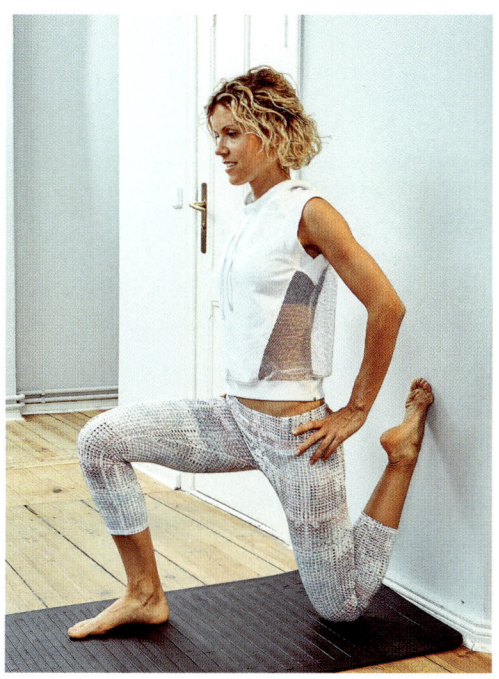

ES IST WICHTIG, DASS DU DIR FÜR DIESE ÜBUNGEN ZEIT NIMMST. DEIN KÖRPER WIRD ES DIR DANKEN.
#MYBODYMYBUDDY

Stretch – Seitenlinie 1

Ausführung: Stütze dich seitlich an der Wand ab und führe ein Bein weit gekreuzt hinter den Körper. Dabei knickt das Standbein tief ein. Umso weiter du zum Boden kommst, desto größer wird die Dehnung.
Mit einem leichten Drücken des Stützarms gegen die Wand verstärkst du zusätzlich die Dehnung im Rückenstrecker.

Stretch – Seitenlinie 2

Ausführung: Kreuze die Beine und strecke den gleichseitigen Arm des hinteren Beins seitlich über den Kopf. Neige dabei den ganzen Oberkörper zur Seite und atme tief und lange aus. Umso mehr du dich zur Seite fallen lassen kannst und gleichzeitig mit dem Arm versuchst, zur Seite zu greifen, desto intensiver spürst du den Stretch.

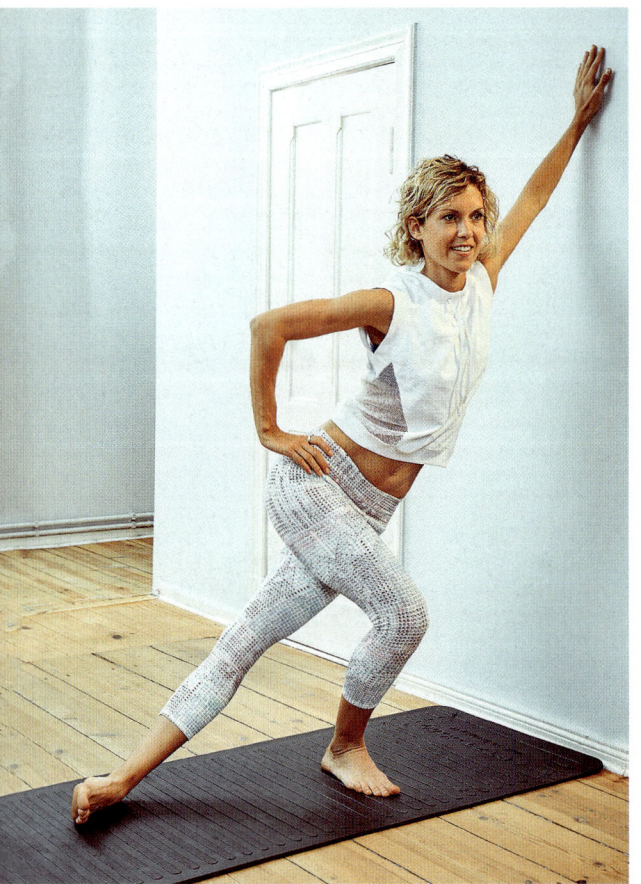

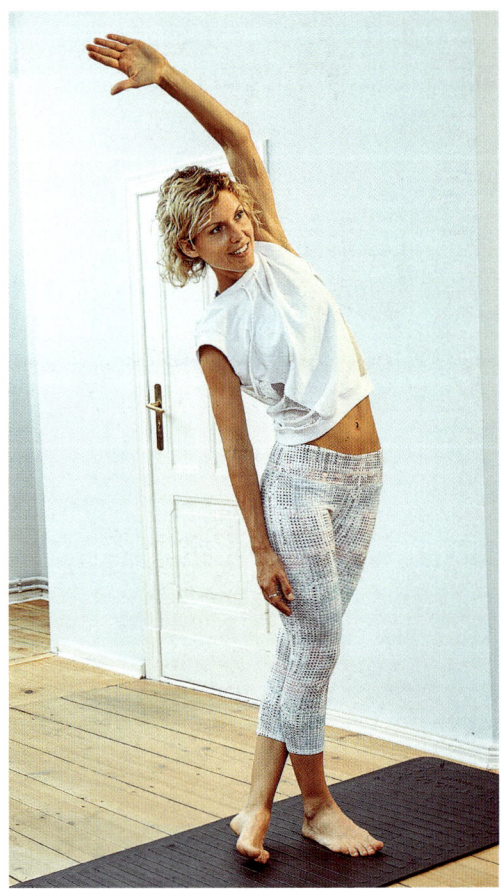

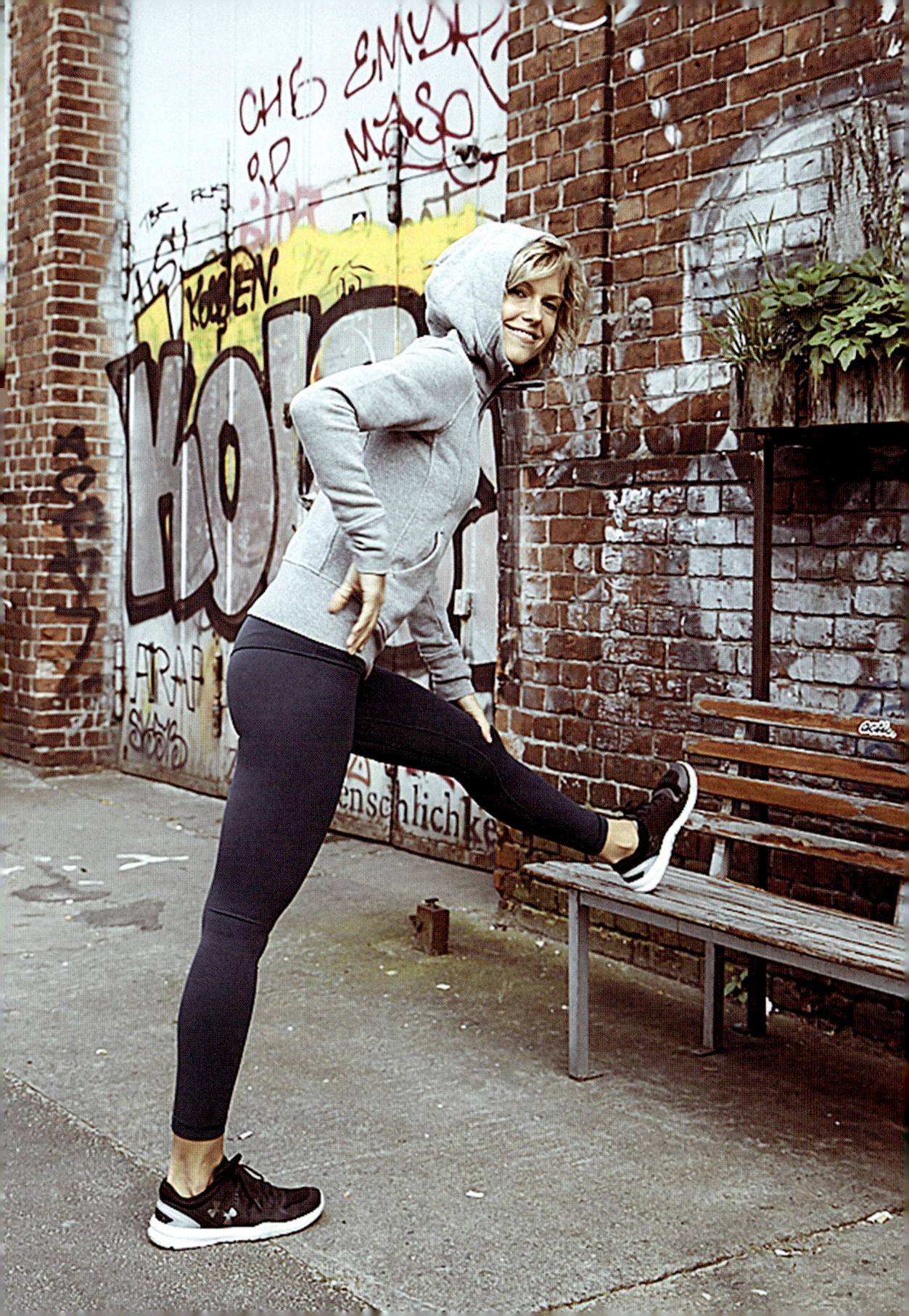

Fit und stabil (Core)

Der Rumpf (**Core**) ist das Zentrum aller Bewegung. Der Mensch lernt, sich zu bewegen, indem er Kraft aus seinen Armen und Beinen in seine Körpermitte überträgt. Heutzutage verlieren die ehemals fundamentalen Bewegungsmuster (Tragen, Ziehen, Drücken, Heben, Beugen und Laufen), die den Alltag unserer Ahnen dominiert haben, den Konkurrenzkampf gegen unsere körperliche Passivität (Sitzen, Stehen und Liegen). Wo unsere Vorfahren einst intuitiv durch alltägliche Bewegung gelernt haben, das Körperzentrum anzusteuern und zu stabilisieren, fehlt es heute an allen Ecken und Enden an regelmäßiger Bewegung. Kein Wunder, dass Rückenschmerzen, Verspannungen, Dysbalancen und Fehlhaltungen großes Potenzial haben, bald Volkskrankheiten zu sein.

Die folgenden Übungen sind etwas für jeden und für jeden Tag! Egal, welche Zielsetzung du hast: Ein stabiler Rumpf wird dir beim Erreichen sicher helfen!

> Tipp: Stell dir eine tägliche Routine aus den Übungen zusammen. Spätestens nach einer Woche wirst du einen deutlichen Effekt in Leistungsfähigkeit, Körpergefühl und Wohlbefinden verspüren.

Core-Programm 1	Woche 1–4	Woche 5–8	Woche 9–12	Extrakick
Plank vorne	30 Sek. Belastung 30 Sek. Pause	40 Sek. Belastung 20 Sek. Pause	45 Sek. Belastung 15 Sek. Pause	50 Sek. Belastung 10 Sek. Pause
Plank seitlich	30 Sek. Belastung 30 Sek. Pause	40 Sek. Belastung 20 Sek. Pause	45 Sek. Belastung 15 Sek. Pause	50 Sek. Belastung 10 Sek. Pause
Krabbeln	5 × 5 m vorwärts	5 × 10 m vorwärts	5 × 5 m vorwärts & rückwärts	5 × 5 m seitwärts
Beckenlift	8 Wdh. 30 Sek. Pause	12 Wdh. 20 Sek. Pause	16 Wdh. 15 Sek. Pause	20 Wdh. 10 Sek. Pause
Flattering Kicks	30 Sek. Belastung 30 Sek. Pause	40 Sek. Belastung 20 Sek. Pause	45 Sek. Belastung 15 Sek. Pause	50 Sek. Belastung 10 Sek. Pause

Plank

Frischstarter halten ohne TRX

Ausführung: Geh in den Unterarmstütz. Die Ellbogen sind unmittelbar unter der Schulter, und von den Fersen bis zum Kopf beschreibt dein Körper eine gerade Linie. Wenn du die Fersen zusammenpresst wird dein Gesäß automatisch fest.

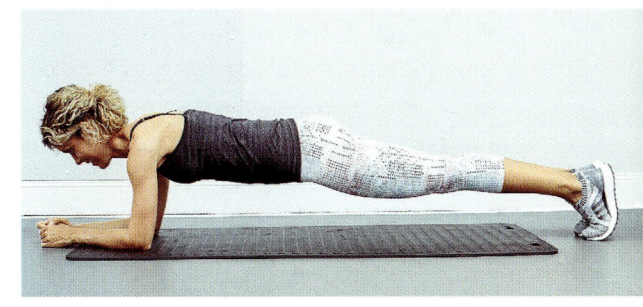

Fortgeschrittener im TRX halten & Knie anziehen

Ausführung: Die Höhe der Schlingen sollte so sein, dass der Körper parallel zum Boden stehen kann. Beim Anziehen der Knie schiebst du bewusst das Gesäß in die Höhe.

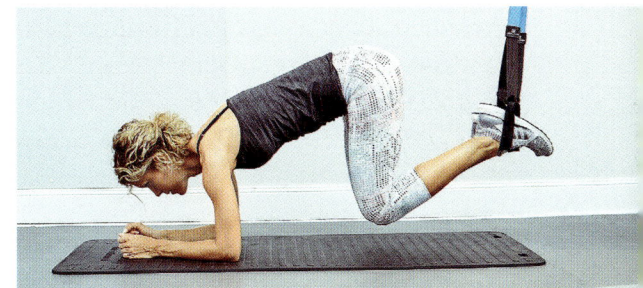

Fitness-Fan im TRX halten, Knie anziehen & nach hinten schieben

Ausführung: Nach dem Strecken der Beine wird die Übung gesteigert, indem du die Füße unter dem Lot nach hinten durchschiebst. Achte auf Spannung im Mittelkörper!

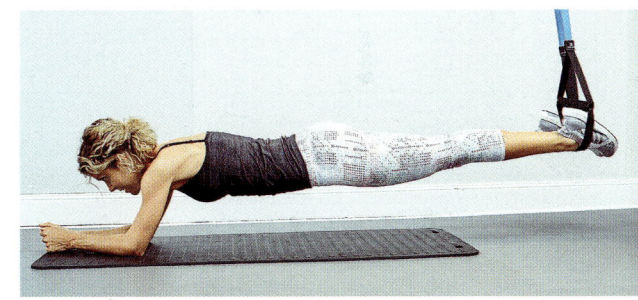

Plank seitlich

Frischstarter auf Knien

Ausführung: In der Seitenlage, mit angewinkeltem Bein, stützt du dich auf dem Ellbogen ab. Die Körperachse, von vorne und von oben betrachtet, bildet eine Linie. Tipp: Führe eine »ziehende« Spannung vom Ellbogen zur Hüfte aus, um deine Schulter noch mehr zu stabilisieren!

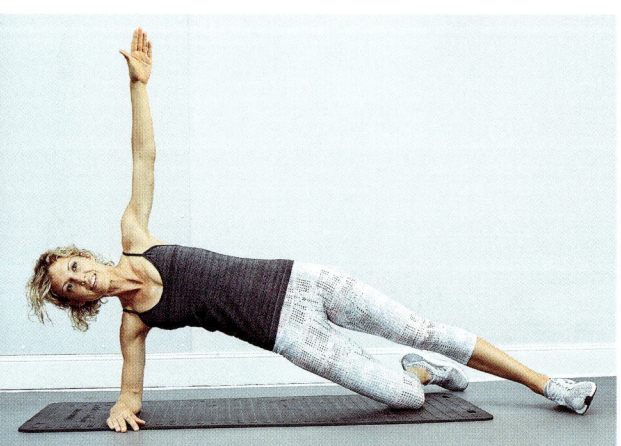 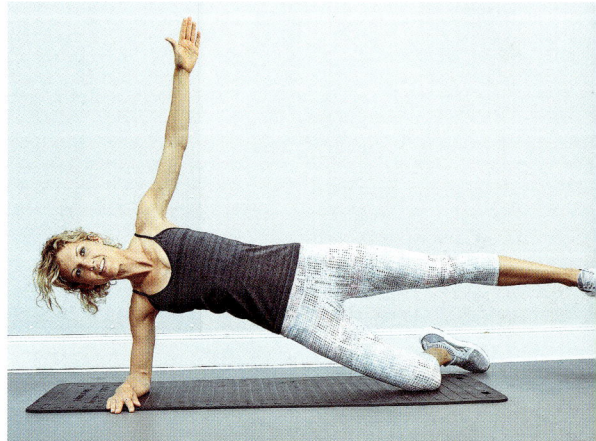

Fortgeschrittener gestreckt & optional mit Ellbogen zum Knie

Ausführung: Beachte besonders die Rumpfspannung und den gestreckten Oberkörper! Tipp: Nutze deine maximale Hüftmobilität und führe Ellbogen und Knie seitlich an der Körperachse zusammen.

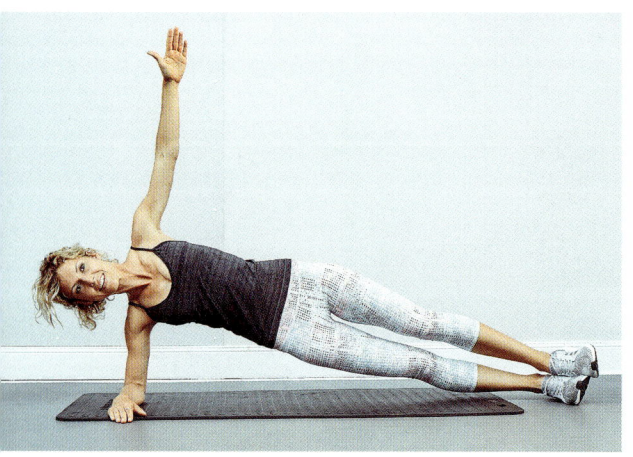 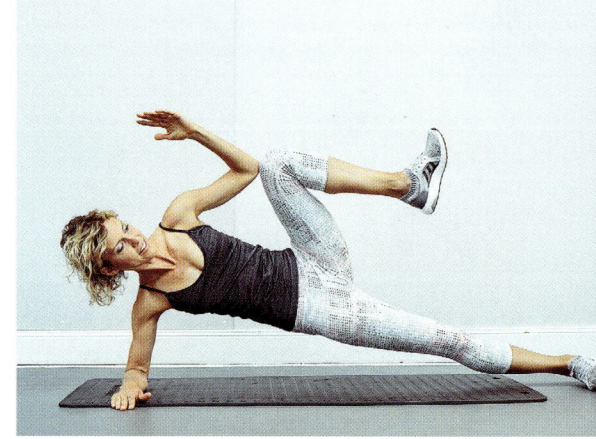

im TRX & optional mit Rotation

Ausführung: Der Schlingentrainer bringt mehr Instabilität ins System. Führe die Oberkörperrotationen langsam aus und beachte besonders das »aktive Wegdrücken« des Stützarms vom Boden.

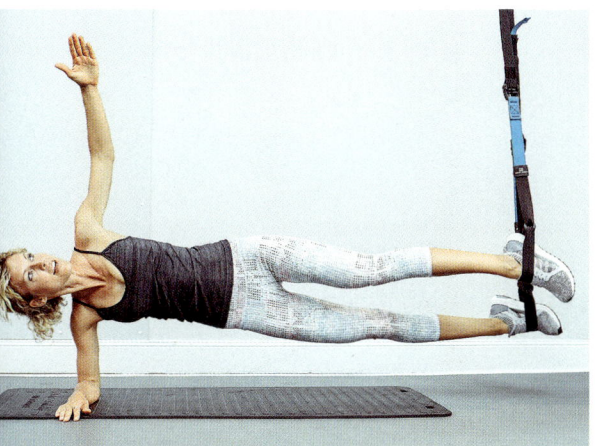 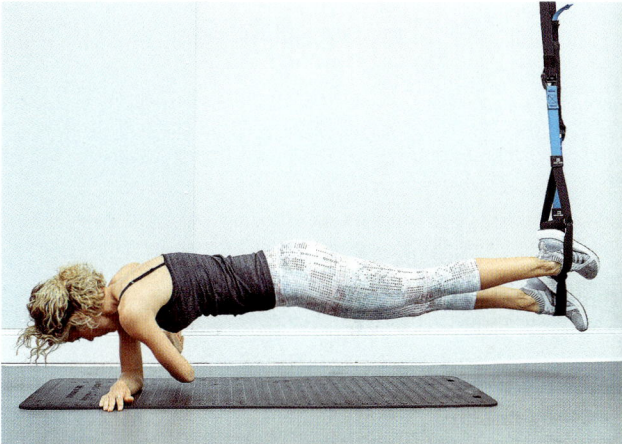

Flattering Kicks

mit Abstützen auf Ellbogen

Ausführung: In der Rückenlage stützt du dich auf den Ellbogen ab und bringst die gestreckten Beine wechselseitig in eine Auf-und-ab-Bewegung. Je nach Winkel der Beine zum Boden wird die Bauchmuskulatur unterschiedlich gefordert.

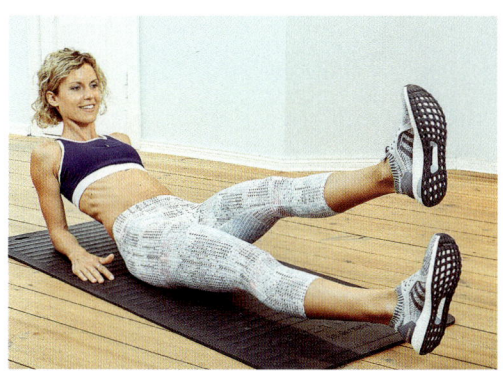 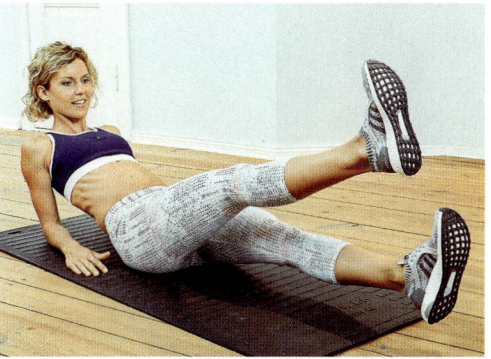

Fortgeschrittener mit gestreckten Armen

Ausführung: Achte mit gestreckten Armen besonders auf die neutrale Wirbelsäule! Fällst du in der Bewegung passiv in ein »Hohlkreuz« solltest du die Übung abbrechen und in einem anderen Winkel neu starten!
Um deinen Core maximal herauszufordern, ist das Tempo der Beine schnell und die Amplitude der Bewegungen klein!

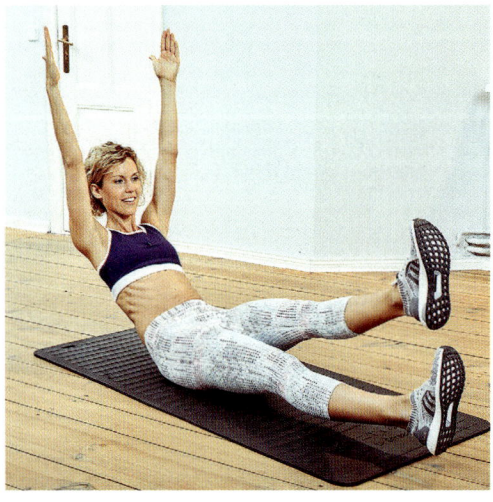

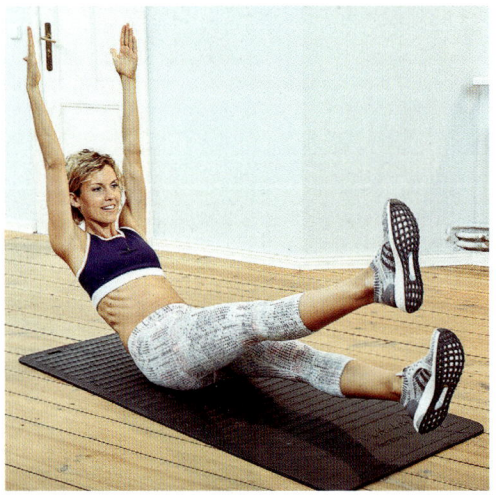

Fitness-Fan mit Rotation & Last

Ausführung: Halte die Wirbelsäule neutral und aufrecht, während der Oberkörper mit dem Gewicht von Seite zu Seite rotiert.

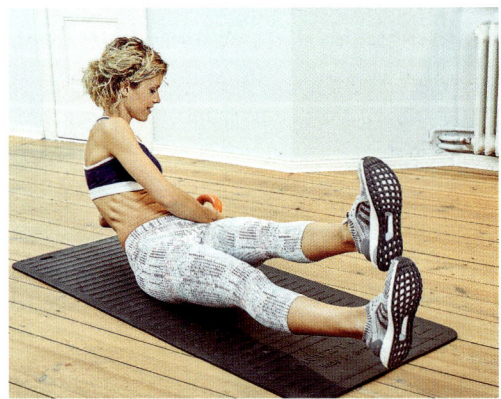

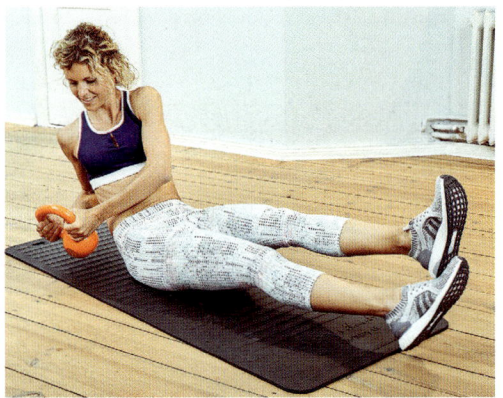

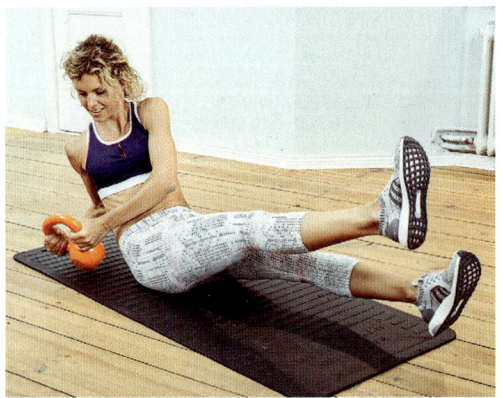

Krabbeln

Frischstarter knien, am Boden

Ausführung: Du startest im Vierfüßerstand mit den Händen unter der Schulter und den Knien unter der Hüfte. Achte beim Krabbeln besonders darauf, dass deine Hüfte konstant in einer Position bleibt und nicht seitwärts ausweicht.

Fortgeschrittener Fitness-Fan knien, in der Luft

Ausführung: Die Knie befinden sich auf »Kreditkarten-Höhe« in der Luft, der Bauch ist angespannt und die Wirbelsäule ist neutral. Gehe erst mit dem Arm nach vorne und lass dann die Bewegung des Beins folgen.

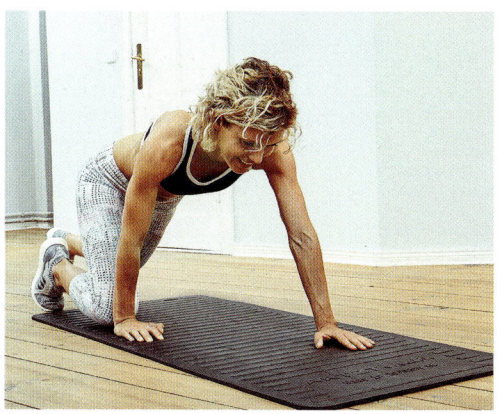

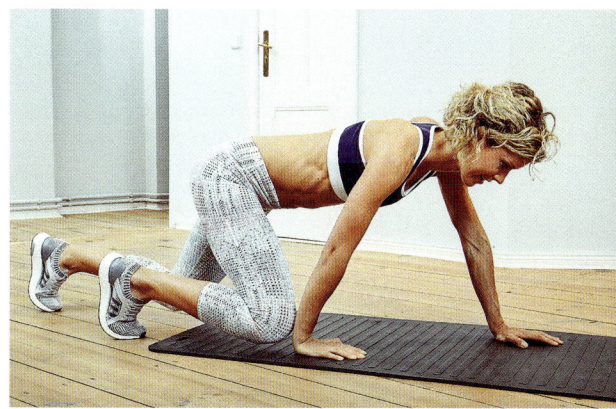

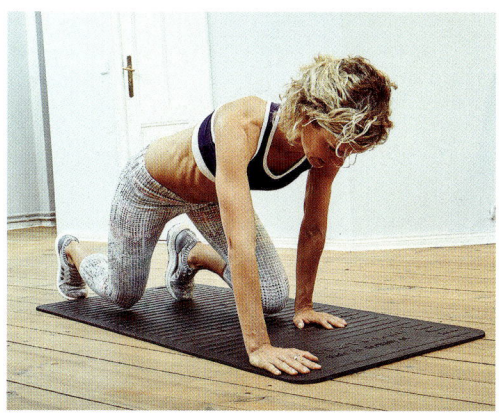

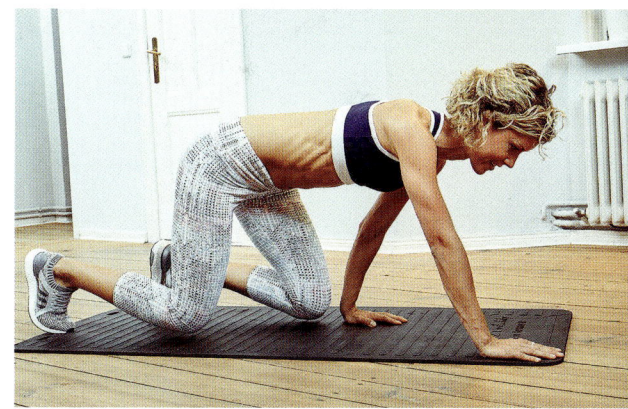

Beckenlift

ohne Last

Ausführung: Aus der Rückenlage mit angewinkelten Beinen bringst du dein Becken in eine neutrale Position und spannst mit der Ausatmung den Bauch an. Jetzt schiebst du dein Becken in die höchste Position, hältst eine Sekunde und lässt es langsam zum Boden absinken.

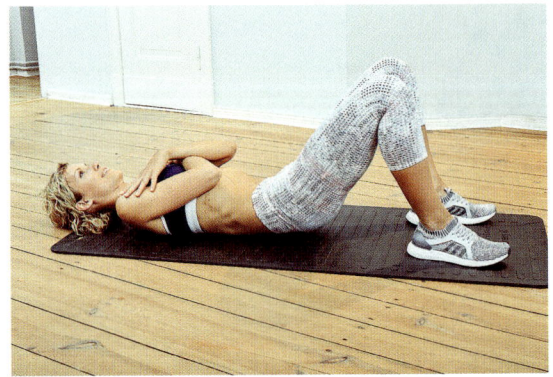

Fortgeschrittener Fitness-Fan
mit Last & Drücken

Ausführung: Die beidbeinige Version kannst du steigern, indem du ein Gewicht hinzunimmst. Deine gestreckten Arme halten diese Zusatzlast während des Beckenlifts kontrolliert oben.

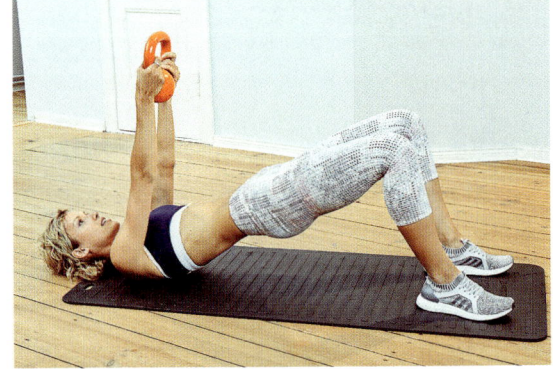

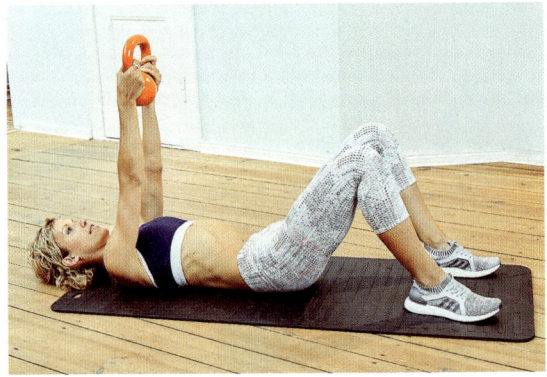

DEIN FUF-PLAN

Je nach Bedürfnis hier ein paar Vorschläge für deinen individuellen Fitnessplan.

Ziel 1: Ausdauer verbessern, beweglicher werden

	Mo	Di	Mi	Do	Fr	Sa	So	Wochen-volumen
Woche 1–4	20 Min. Mobility	20–60 Min. GLA (Schwimmen)	20 Min. Mobility		20 Min. Mobility	20–60 Min. GLA (Laufen)	20 Min. Mobility	120–200 Min.
Woche 5–8	20 Min. Mobility 20 Min. Core	20 Min. Mobility 60 Min. extensiv aerob (Radfahren)		20 Min. Mobility 20 Min. Core	20 Min. Mobility 20 Min. Intervalltraining (1–3 × Zirkel 1; 30 Sek. Belastung – 30 Sek. Pause)	60 Min. intensiv aerob (Laufen)	20 Min. Mobility	250 Min.
Woche 9–12	20 Min. Mobility 60 Min. GLA (Radfahren)	20 Min. Core 30 Min. Intervalltraining (1–3 × Zirkel 2; 40 Sek. Belastung – 20 Sek. Pause)	20 Min. Mobility		20 Min. Mobility 60 Min. GLA (Schwimmen)	20 Min. Core 30 Min. Intervalltraining (1–3 × Zirkel 1; 40 Sek. Belastung – 20 Sek. Pause)	20 Min. Mobility	300 Min.

Für wen ist dieser Plan?

Bist du oft mental erschöpft und abends regelmäßig verspannt? Dann ist dieser Plan der perfekte Ausgleich für deinen Alltag. Die vielen kleinen Mobilitätseinheiten passen perfekt in die Mittagspause oder dein Zeitfenster zwischendurch. Im Training der Grundlagenausdauer kannst du deinen Kopf ausschalten und den Alltag vergessen. Du wirst sehen, nach den Einheiten sieht die Welt schon ganz anders aus.

Ziel 2: Kraft und Stabilität verbessern

	Mo	Di	Mi	Do	Fr	Sa	So	Wochen-volumen
Woche 1–4		20 Min. Core 1 20 Min. Kraftprogramm 1		20 Min. Mobility 30 Min. Core 2	20 Min. Mobility 20 Min. Kraftprogramm 2	30 Min. Core 1		180 Min.
Woche 5–8	30 Min. Core 1	40 Min. Kraftprogramm 1 20 Min. Intervalltraining		30 Min. Mobility	40 Min. Kraftprogramm 2 20 Min. Intervalltraining	20 Min. Core 2 40 Min. GLA (Laufen/ Radfahren/ Schwimmen)		240 Min.
Woche 9–12	30 Min. Core 1 60 Min. Kraftprogramm 1 20 Min. Intervalltraining		30 Min. Core 2 60 Min. Kraftprogramm 2		30 Min. Core 3 60 Min. Kraftprogramm 3	20 Min. Mobility 60 Min. GLA (Laufen/ Radfahren/ Schwimmen)		350 Min.

Für wen ist dieser Plan?

Das Programm ist optimal für jeden, der seine Haltung verbessern, im Alltag körperlich robuster und weniger anfällig für Schmerzen und Probleme werden möchte oder sich einfach durch mehr Kraft in seinem Körper wohlfühlen will. Ein stabiles Muskelkorsett verbessert deine Leistungsfähigkeit im Alltag und dein Körper wird insgesamt belastbarer. Wer mehr Muskeln hat, verbrennt mehr Energie am Tag und der Körper wird automatisch definierter.

Ziel 3: Allgemeine Fitness verbessern

	Mo	Di	Mi	Do	Fr	Sa	So	Wochen-volumen
Woche 1–4	30 Min. Mobility	30 Min. Core 1 30 Min. Kraftpro-gramm 1		30 Min. GLA (Laufen)	30 Min. Mobility 30 Min. Core 1			180 Min.
Woche 5–8	30 Min. Mobility 30 Min. Core 1	40 Min. Kraftpro-gramm 1 20 Min. Intervall-training		30 Min. Mobility	20 Min. Core 1 40 Min. Kraftpro-gramm 2	40 Min. GLA (Laufen/ Rad fahren/ Schwim-men)		250 Min.
Woche 9–12	20 Min. Core 1 40 Min. Kraftpro-gramm 1 20 Min. Intervall-training	30 Min. Mobility	20 Min. Core 2 40 Min. GLA (Laufen/ Rad-fahren/ Schwim-men)	30 Min. Mobility	30 Min. Core 3 60 Min. Kraftpro-gramm 2	20 Min. Core 1 40 Min. Intervall-training		350 Min.

Für wen ist dieser Plan?

Wenn du bei deiner Zieldefinition nicht weißt, wo du anfangen und wo du aufhören sollst, dann bist du mit diesem Programm am besten bedient! Du verbesserst deine Haltung und Kraft, aber es kommen auch regenerative Inhalte wie Beweglichkeit und Ausdauer nicht zu kurz! Dazu kannst du die Inhalte perfekt in deinen Alltag integrieren, denn manche Einheiten dauern nur 30 Minuten!

Mein FuF-Trainingsplan

Vergiss bitte nicht: Die Übungsauswahl und Programmkonzeption ist nur eine Anregung und gibt dir eine grobe Struktur vor. Findest du dich in den Beispiel-Plänen nicht wieder oder hast bereits einen Trainingsblock danach durchgezogen, dann kannst du dir hier deinen eigenen Trainingsplan erstellen. Mach ihn für deinen Anspruch und deine Zeitfenster passend. Beachte, dass du dein Trainingsvolumen sowie die Intensität in deinen Trainingseinheiten von Wochenphase zu Wochenphase stetig steigerst.

	Mo	Di	Mi	Do	Fr	Sa	So	Wochen-volumen
Woche 1–4	Uhrzeit: Inhalt:	Uhrzeit: Inhalt:	Uhrzeit: Inhalt:	Uhrzeit: Inhalt:	Uhrzeit: Inhalt:	Uhrzeit: Inhalt:	Uhrzeit: Inhalt:	
Woche 5–8	Uhrzeit: Inhalt:	Uhrzeit: Inhalt:	Uhrzeit: Inhalt:	Uhrzeit: Inhalt:	Uhrzeit: Inhalt:	Uhrzeit: Inhalt:	Uhrzeit: Inhalt:	
Woche 9–12	Uhrzeit: Inhalt:	Uhrzeit: Inhalt:	Uhrzeit: Inhalt:	Uhrzeit: Inhalt:	Uhrzeit: Inhalt:	Uhrzeit: Inhalt:	Uhrzeit: Inhalt:	

Dein Programm muss auf dich zugeschnitten und »Strategie« für dich sein, um dein nächstes Etappenziel zu erreichen. Dazu später mehr!

ANNIKAS FIT

Ich mache – was den allgemeinen Durchschnitt angeht – sehr viel Sport. Bewegung gehört zu meinem Tag und fehlt mir, wenn ich sie nicht habe. Wie die Freizeit, die man nicht missen möchte, und die Freunde, die bunte Ablenkung bieten. Sport ist also abseits des normalen Alltags ein Teil meiner freien Zeit. Ich habe über die letzten Jahre einen Rhythmus gefunden, der gut für mich ist. Und der bedeutet: meistens eine Stunde pro Tag, in der ordentlich geschwitzt wird. Ich bin der Cardiotyp; ich habe gefühlt erst dann Sport gemacht, wenn ich mit rotem Kopf und nassen Sachen Richtung Dusche schlappe – mit einem selig zufriedenen und platten Ausdruck im Gesicht. Mein Workout umfasst Spinning, Laufen oder Kraftausdauer. Für Letzteres habe ich in Berlin eine Crossfit-Gruppe gefunden, in der man sich lose mehrmals die Woche in freundschaftlicher Atmosphäre treffen kann. Wenn es die Zeit zulässt oder der Körper es einfordert, gibt es daneben noch eine Einheit Stretching-, Mobility- oder andere Kräftigungsübungen bzw. Kurse. An mindestens einem Tag in der Woche versuche ich, die Power rauszunehmen. Dann steht Yoga oder Spazierengehen an. Das habe ich auch lernen müssen. Weniger ist oft mehr, und durch Regeneration kann danach wieder umso mehr losgesportelt werden.

Wie weit die Bedeutung des Sports bei dir greift, ist allein deine Sache. Ich bin da sicher speziell und nicht jedermanns Vorbild. Das soll also keine Orientierung darstellen. Darum geht es auch nicht. Jeder muss sein eigenes Pensum finden. Du machst genau das, was du machen möchtest und was gut für dich ist. Ob jeden Tag oder ob jeden dritten Tag. Gewöhne dich an dein Pensum und erfreue dich dran, es ausüben zu können – und schau irgendwann auch in ein selig zufriedenes Spiegelbild auf dem Weg in die Dusche.

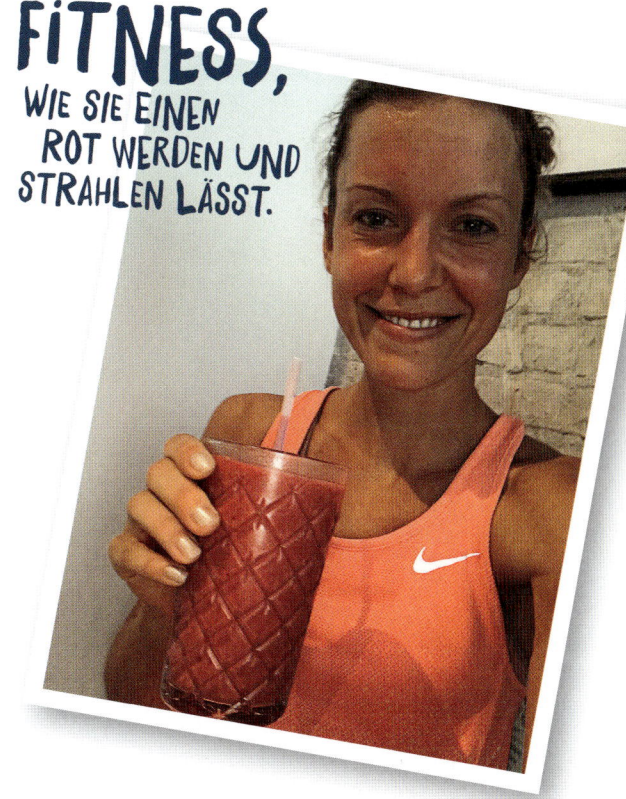

FITNESS, WIE SIE EINEN ROT WERDEN UND STRAHLEN LÄSST.

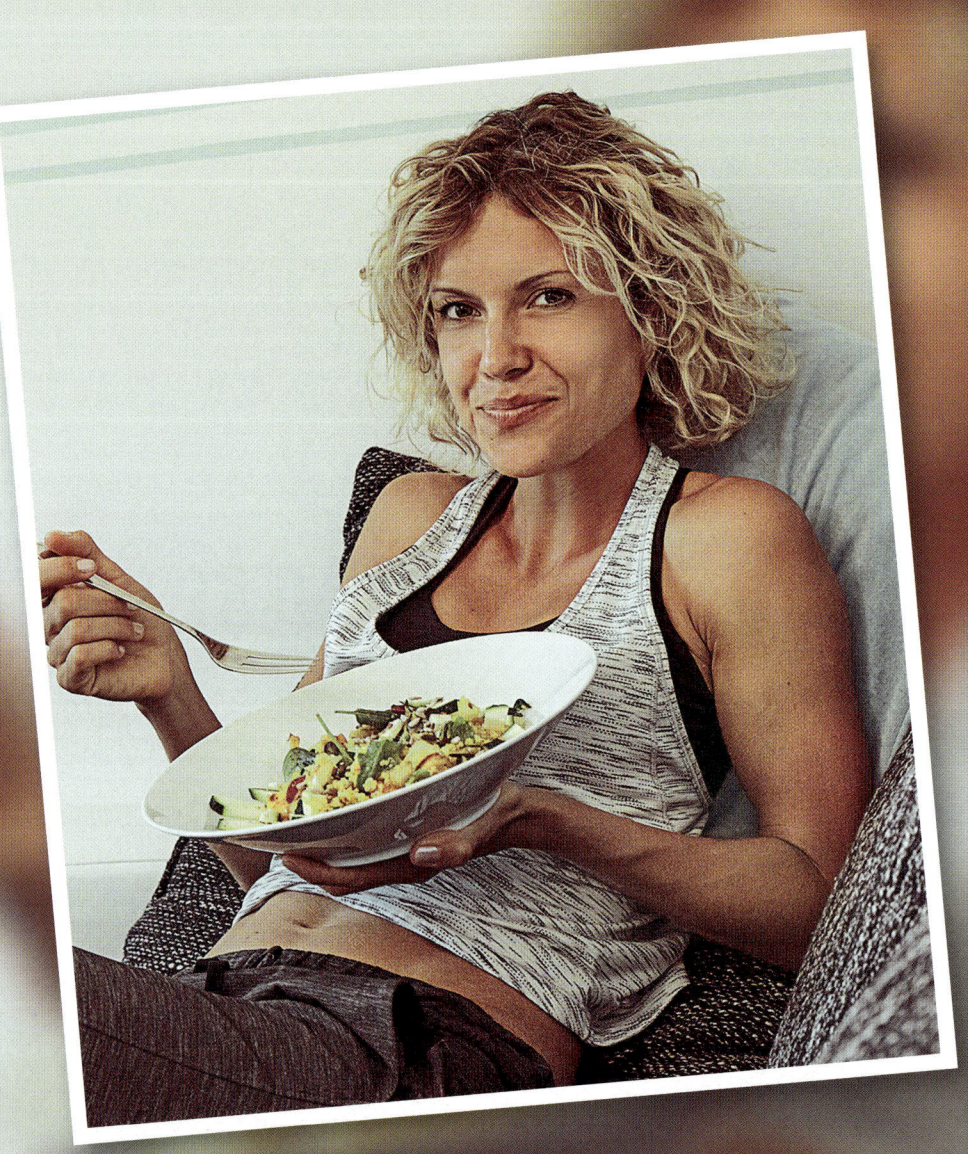

KAPITEL 3

ERNÄHRUNG

Ein gutes Fitnesskonzept ist nur halb so gut, wenn die Ernährung nicht passend damit einhergeht. Gesund und ausgewogen, dabei aber möglichst effizient durch den Alltag zu kommen ist heutzutage aber gar nicht so einfach. Statt Diät-Dschungel zeige ich dir einfach zu beachtende Regeln und viele Tipps und Rezepte für einen leckeren Alltag!

GESUND UND LECKER – NUR WIE?

Du, ich, wir alle. Wir essen tagein, tagaus. Essen bestimmt unseren Tag. Und Essen ist lecker! Jeden Tag aufs Neue haben wir drei bis fünf Momente, in denen wir ihm frönen können und das auch sollten. Wem macht essen schließlich keinen Spaß? Schon mal jemanden getroffen? Sicher nicht. Wir sind alle an das regelmäßige Essen gewöhnt, und deshalb stellt es für uns auch nichts Besonderes dar. Doch das ist es aber! Wir haben täglich diese Momente, auf die wir uns freuen können. Denn essen müssen wir ja schließlich, egal, wie voll der Tag auch sein mag. Wir sollten wieder mehr dahin kommen, es auch bewusst als etwas Positives anzunehmen. Umso bewusster können wir uns später auch mit dem Inhalt und der Zubereitung oder Beschaffung auseinandersetzen. Denk einmal darüber nach und freue dich bewusst auf deine nächste Mahlzeit.

In unserem Alltag wird die tägliche Essenaufnahme mehr denn je zu einem unwillkommenen Stressfaktor. Alles ist zeitaufwendig und passt uns nicht rein. Wir tendieren zu falschen Lösungen: Schnell und bequem soll es schließlich sein. Aber nicht gesund und gut.

Was steckt wirklich drin? Selten waren die inneren Werte so wichtig und doch so unklar. Wenn selbst Ernährungswissenschaftler keine klaren Ansagen mehr machen können oder die wenigen sich auch untereinander widersprechen, wird es schwierig. Heutzutage kann man vieles falsch und nichts komplett richtig machen. Und das ist doch schade und muss so nicht sein. Ich kann dir nicht den auf dich zugeschnittenen flexiblen Lieferservice mit frisch zubereiteten Gerichten, alle gesund, lecker und kostengünstig, dreimal am Tag vorbeischicken oder verraten, wo es diesen gibt. Aber es gibt doch einige Regeln und Tipps, mit denen du bestmöglich und alltagstauglich durch den Essensdschungel kommen kannst. Ich habe sie dir mit weiterem praktischen Wissen und Ernährungsstrategien im folgenden Kapitel zusammengestellt.

ICH BIN EIN GROßER MÜSLI-LIEBHABER UND ESSE DAS NACH MÖGLICHKEIT AUCH JEDEN MORGEN. DIE SCHÜSSEL LÄSST SICH HÖCHST UNTERSCHIEDLICH FÜLLEN, UND DIE OBST-, YOGHURT-, PORRIDGE-, MÜSLI- UND PULVERSORTEN GIBT ES HEUTZUTAGE ZUM GLÜCK JA IN RIESIGER VIELFALT.

ALLGEMEINE GRUNDREGELN

#1 Variiere!

Achte auf eine ausgewogene Auswahl deiner Lebensmittel. Iss nicht immer die gleichen Gerichte und achte darauf, alle Nährstoffgruppen über den Tag im richtigen Maß einzunehmen. Achte außerdem darauf, *nährstoffreich* zu essen. Man sollte in Zeiten von Superfoods an jeder Ecke nicht gleich durchdrehen und den Laden leer kaufen. Aber vieles lohnt sich und macht länger satt und zufrieden.

#2 So *regional, frisch* und *bio* wie möglich

Je natürlicher Erzeugnisse wachsen, umso besser. Gewappnet vor Pestiziden sind wir selten, daher ist auch *bio* eine weitere erwartbare Prämisse. Jeder hat Zugang zu Märkten. Keine Hochglanzprodukte, sondern Früchte aus der Natur, so wie sie eben gewachsen sind.

MEIN TIPP:
STELLE DEINE OBST- UND GEMÜSEPORTIONEN NACH UNTERSCHIEDLICHEN FARBEN ZUSAMMEN! JEDE FARBE HAT EINE ANDERE POSITIVE WIRKUNG AUF DEINEN KÖRPER!

Grüne Lebensmittel: »Detox-Effekt«! Helfen beim Zellaufbau und schützen die Augen (Salat, Kiwi, Kräuter etc.).

Blaue und violette Pflanzen: Wirken Wunder gegen die Hautalterung, schützen die Blutgefäße und wirken entzündungshemmend (Beeren, Trauben, Kohl etc.).

Orange- und Gelbfärbung: Diese Pflanzen beinhalten Antioxidantien, verlangsamen die Hautalterung, fördern das Immunsystem, die Verdauung und den Stoffwechsel (Beispiel: Karotten, Orangen etc.).

Roter Pflanzenfarbstoff: Bringt das Herz-Kreislauf-System in Schwung, schützt vor Krebs, Zellalterung sowie Gefäßverstopfung (Beispiel: Tomaten, Paprika etc.).

Weiße Lebensmittel: Vitamin- und Mineralstoffbomben! Wirken entzündungshemmend, gefäßschützend, durchblutungsfördernd und antibakteriell (Knoblauch, Zwiebeln etc.).

#3 Trinke ausreichend!

Nach der Evolutionstheorie kommen wir aus dem Ozean. Da scheint auch was dran zu sein, schließlich besteht dein Körper zu 55–60 % aus Wasser. Wir tragen diesen Ozean also immer noch in uns. Das flüssige Milieu reguliert alle biologischen Funktionen, unsere Bewegung und gibt uns schließlich Leben. Tägliche Kopfschmerzen, allgemeine Erschöpfung, Schwindel, niedriger Blutdruck und ein hoher Ruhepuls können von einer zu niedrigen Hydration kommen.

DIE FARBE DEINES URINS SAGT DIR ALLES, WAS DU WISSEN MUSST! JE KLARER UND DURCHSICHTIGER, DESTO BESSER IST DAS FLÜSSIGKEITSNIVEAU DEINES KÖRPERS.

Als Faustregel gilt: 30–40 ml pro kg Körpergewicht trinken.

Eine Frau mit 60 kg müsste demnach 1,8 bis 2,4 Liter pro Tag trinken. Hinzu kommt ein Mehrbedarf an heißen Tagen, wenn du generell viel schwitzt oder sportlich aktiv bist.

#4 Iss langsam und bewusst

Wieder ein Tipp aus der Kategorie »Einfach, aber nicht leicht«: Viel zu oft essen wir zwischendurch, im Vorbeigehen oder unterwegs. Dabei wird das Essen oft lieblos hinuntergeschlungen. Das ist aus mehreren Gründen schlecht. Wir verpassen wichtige Momente, wenn unser Körper uns das Signal gibt: »Stopp! Reicht!«, sprich, wenn wir gesättigt sind und aufhören sollten zu essen. Mindestens 15 Minuten pro Mahlzeit sollten das Ziel sein. Da bleibt auch genug Zeit, um mal durchzuatmen. Im idealen Fall schmeckt uns auch das, was wir da essen. Denn was die meisten ebenfalls komplett unterdrücken, ist der bewusste Genuss des Essens. Erster Bissen – okay, lecker –, und das war's mit der bewussten Essensaufnahme. Nimm dir vor, deine Mahlzeiten aufmerksamer zu dir zu nehmen und jeden Bissen zu genießen. Umso mehr bist du danach auch im Kopf zufriedengestellt und »stopfst« nicht sinnlos weiter. Auch wenn du das Essen nicht während des Mailschreibens oder im Gehen erledigst, ist das entschieden besser. ;)

Die 3 Schritte für einen optimalen Wasserhaushalt:
Trinke 0,5–1 l Wasser während des Sports.
Trinke 0,5–1 l Wasser nach dem Sport.
Trinke 0,25–0,5 l Wasser bei/nach jeder Mahlzeit.

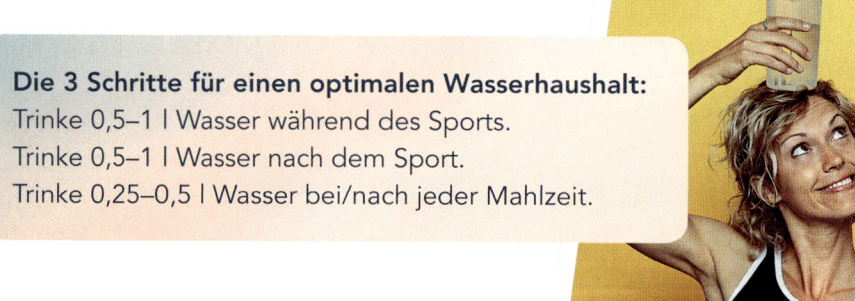

#5 Schlaf und Ernährung – eine entscheidende Wechselwirkung

Schlafmangel verstärkt dein Hungergefühl! Dein Gehirn lenkt dein Essverhalten und wird sehr egoistisch, wenn es sich nicht durch ausreichend Schlaf regenerieren kann. Gerade dann verlangt es besonders nach seinem Treibstoff Glukose (Zucker) und senkt deine emotionale Fähigkeit, in der aktuellen Situation zu leiden, um später belohnt zu werden. Nach einer kurzen Nacht ist deine Impulskontrolle deutlich verringert und der Griff zum »Verbotenen« fällt viel leichter, als wenn du erholt wärst. (Ich merke das an jedem Sendungsmorgen. Es ist mittlerweile zu einem Running Gag mit dem Sicherheitspersonal am Eingang geworden: Zwischen meinen Sportblöcken nehme ich öfter einen Umweg über den Empfang, da dort zur morgendlichen Sendung immer ein Teller mit Schokoriegeln bereitsteht. Und die Kollegen haben was über den Langfinger Zimmermann zu lachen!) Außerdem wird dein Hormonspiegel sehr ungünstig beeinflusst, wodurch es fast unmöglich wird, Gewichtsmanagement zu betreiben. Schlaf dich schlank!

#6 Keine weißen Teufel!

Die weißen Teufel werden oft als Ursprung allen Übels bezeichnet und werden heutzutage viel zu oft als Selbst-verständlichkeit in Lebensmitteln verarbeitet. Dazu zählen: weißer Zucker, Weißmehl bzw. weißes Weizenmehl, jodiertes Tafelsalz und pasteurisierte, homogenisierte Milch. Industriezucker und Weißmehl sind unter anderem Verursacher von Adipositas und chronischen Entzündungen. Sie werden mit langfristigen Folgen wie Herzkrankheiten, Demenz und Krebs in Verbindung gebracht. Tolle Alternativen sind Honig oder Stevia, Kokosnussmehl, Kastanien- oder Dinkelmehl, Himalaja-Salz und Bio-Direktmilch.

#7 Keine süßen Getränke und unnötigen Soßen/ Dressings

Süße Getränke bringen deinen Hormonhaushalt durcheinander und erzeugen Heißhungerattacken. In der Summe können sie über den Tag auch einen beachtlichen Anteil an deiner Tageszufuhr ausmachen. Das Gleiche gilt für Soßen. Vermeide diese versteckten Kalorien und bleibe bei Wasser oder ungesüßten Tees.

#8 Vermeide Alkohol!

Ja, spätestens hier wirst du mir nicht mehr folgen wollen, ich weiß! Aber bedenke beim nächsten Anstoßen einfach mal, dass Alkohol besonders viele Kalorien hat und zudem den Fettabbau stoppt. Die hohe Ausschüttung des Neurotrans-

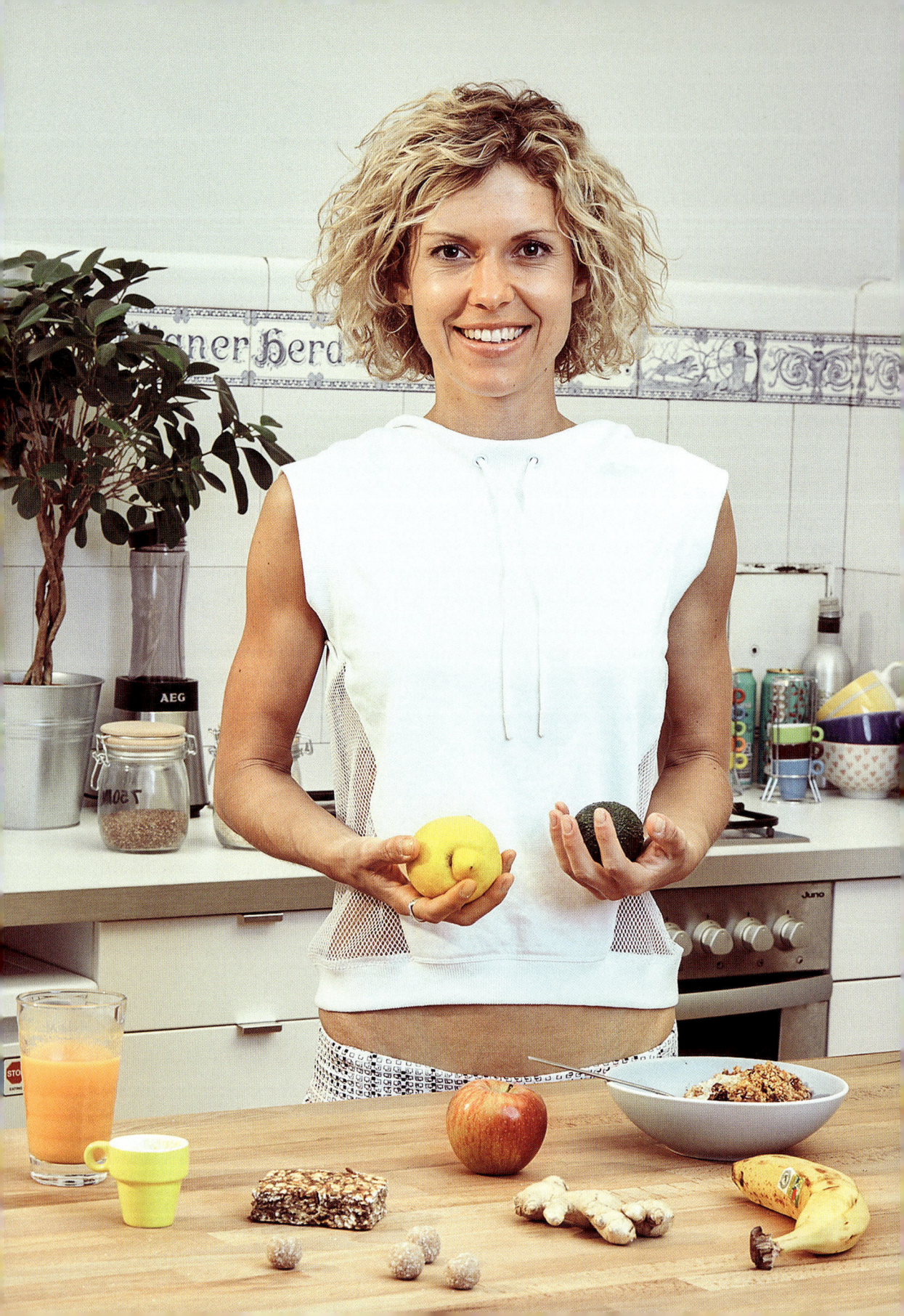

mitters Dopamin, der unter anderem das Belohnungszentrum deines Gehirns aktiviert, regt den Appetit an und macht salzige und fettige Mahlzeiten nur noch attraktiver. Reduziere Alkohol deshalb auf ein Minimum. Der Muskelkater ist sowieso viel schöner als der Kater nach einem langen Partyabend.

#9 Verliere nie die Sicht auf das große Ganze

Egal, wie motiviert und ehrgeizig du startest: Verwechsle einen Marathon nicht mit einem Sprint! Gesundes Ab- oder Zunehmen braucht Zeit. Geh nicht zu streng mit dir ins Gericht und gib dir auch mal die Freiheit, nicht perfekt zu sein. Zu viel Zwang und Kontrolle verderben den Appetit, sorgen für Unlust und funktionieren auf Dauer sowieso nicht. Deshalb vertraue nicht auf irgendwelche Radikal-Diäten oder Wundermittel.

#10 Less Processed Food

Industriell verarbeitete »Lebensmittel« haben nur noch wenige Nährstoffe, aber dafür umso mehr ungesunde und künstliche Zusatzstoffe wie raffinierten (verarbeiteten) weißen Industriezucker und Süßstoffe (wie Aspartam), Weißmehl, Fett (vor allem ein Übermaß an gesättigten und Trans-Fettsäuren), Salz sowie künstliche Zusatzstoffe. Die Produkte sehen super aus, schmecken und sind sehr lange haltbar. Das kommt nicht von

ungefähr, denn die Trickkiste der Hersteller ist groß, wenn es um Profite geht. Dabei steht die Gesundheit der Verbraucher im Ranking sicher nicht an erster Stelle. Die langfristigen Folgen von Fast Food, Fertiggerichten und Konservenfutter sind chronische Kopfschmerzen, Magen-Darm-Beschwerden, Übelkeit, Asthma und Allergien sowie Übergewicht bis hin zu Diabetes, Herz-Kreislauf-Erkrankungen und Krebs.

Als Faustregel gilt: Umso schneller deine Lebensmittel verderben können und umso unbehandelter du sie erwerben kannst, desto nährstoffreicher und gesünder sind sie für deinen Körper.

Es sind wenige und einfache Regeln. Sie zu befolgen ist definitiv ratsam und nach einer Eingewöhnungsphase auch gar nicht so schwer. Wie immer geht es um dich und deine Ehrlichkeit zu dir selber: Wer willst du sein? Was willst du für dich erreichen? Du entscheidest allein, wie deine Ernährung aussieht.

Ich genieße eine deutlich bessere Gesundheit als mein durchschnittliches Umfeld. In den letzten vier Jahren war ich mit meiner ausgewogenen und gesunden Ernährung kein einziges Mal richtig krank, und selbst einen Schnupfen habe ich besser und schneller weggesteckt als die Allgemeinheit. Ich habe weniger bis keine trägen Phasen und mehr Energie über den ganzen Tag. Alles hängt mit der Ernährung zusammen. Es ist mal wieder so simpel wie richtig: *Du bist, was du isst.*

BASICS

Und dazu solltest du auch wissen, was genau du da eigentlich isst. In diesem Buch bekommst du nicht die üblichen allgemeinen Informationen und musst dich hinterher fragen: Ja – und jetzt? Was mache ich mit all den Informationen? Stupides Kalorienzählen führt sehr selten zu nachhaltigem Abnehmen und einem gesunden Lebensstil. Wir starten stattdessen mit einer kleinen Übersicht zum allgemeinen Ernährungswissen. Leg dir einfach ein gewisses Grund-Know-how zu über das, was du wann und wie und wie viel zu dir nimmst. Denn dieses Wissen bildet die Grundlage, um eigenverantwortlich im Supermarkt oder im Restaurant die richtigen Entscheidungen zu treffen.

Makronährstoffe: Proteine, Kohlenhydrate, Fette

Makronährstoffe sind das Benzin für unsere Maschine – den Körper. Aus ihnen ziehen wir unsere Energie zur Fortbewegung, zur Produktion von Hormonen, zum Aufrechterhalten des Immunsystems, des allgemeinen Stoffwechsels und vielen weiteren Prozessen. Deine Leistungsfähigkeit, mentale Verfassung und Körperkomposition werden also unmittelbar durch die Makronährstoffe beeinflusst. Ein Grund mehr, sie genau unter die Lupe zu nehmen.

Kohlenhydrate sind lebensnotwendige Energieträger, die sich aus Ketten von kleinen Sacchariden zusammensetzen. Wir unterscheiden sie durch die Länge der Kette. Umso kürzer die Kette ist, desto weniger hat dein Körper mit der Verdauung und Resorption im Körper zu tun und bekommt schnell viel Energie zur Verfügung gestellt. Ist die Kette länger, dauert auch die Spaltung der Kette länger und der Körper wird langfristiger mit Energie versorgt. Das ist meistens sinnvoller. Halte Ausschau nach Kohlenhydratquellen mit einem niedrigen glykämischen Index, der den Blutzuckerspiegel nur langsam, dafür jedoch länger anhebt. Frische und wenig verarbeitete Lebensmittel wie Früchte und Gemüse, Vollkornprodukte, Bohnen und Hülsenfrüchte sind hier empfehlenswert.

Eiweiße (Proteine) bestehen aus Aminosäuren, die sich in Ketten und dreidimensonalen Gebilden zusammengefunden haben und im Körper für lebensnotwendige Prozesse verantwortlich sind. Neben deinen Muskeln spielen Aminosäuren auch für das Immunsystem, das Nervensystem und den gesamten Metabolismus eine zentrale Rolle. Dabei kann unser Körper viele Aminosäuren selber herstellen, eine kleine Gruppe muss jedoch mit der Nahrung aufgenommen werden (essentielle Aminosäuren). Damit dein Körper ausreichend mit Proteinen versorgt ist, sollte deine Ernährung Produkte aus vielen verschiedenen natürlichen Quellen beinhalten. Fleisch, Fisch, Eier und Milchprodukte, aber auch pflanzliche Quellen wie Nüsse, Bohnen und Hülsenfrüchte sind hervorragende Eiweißlieferanten. Der Eiweißbedarf pro Tag liegt bei 0,8 g bis 1,2 g pro Kilogramm Körpergewicht.

Fett ist der Energieträger No.1! Außerdem benötigt dein Körper Fett für die Produktion und Balance des Hormonhaushalts, es gibt den Zellen, dem Gehirn und dem Nervensystem seine Struktur und transportiert diverse lebensnotwendige Vitamine. Fette werden in gesättigte, ungesättigte und mehrfach ungesättigte Fette unterteilt. Dein Körper benötigt alle Fetttypen, ausbalanciert in gleichen Teilen. Dabei gibt es keine »schlechten« Fette, alle haben ihre Berechtigung und können positive Auswirkungen im Körper haben. Entscheidend ist, dass das Verhältnis zueinander nicht aus dem Gleichgewicht kommt. Deshalb sollte die Ernährung viele verschiedene unverarbeitete und frische Produkte wie Nüsse und Samen, Avocados, Eier, Fisch, Milchprodukte, rotes Fleisch, Geflügel, Oliven und verschiedene Öle enthalten, damit der Körper vielseitig mit allen Fetttypen versorgt wird. Meide deshalb industriell hergestellte Lebensmittel wie Tiefkühlgerichte, Snacks, Fast Food. Weil es schwierig sein kann, auf den Bedarf an essenziellen Fettsäuren zu kommen, kannst du Omega-3-Fettsäuren auch als Supplement zu dir nehmen.

Die verschiedenen Makronährstoffe haben unterschiedliche Energiedichten. Diese Energie wird in den Einheiten Kilokalorien oder Joule angegeben.

1 g Fett = 9,44 kcal,
1 g Kohlenhydrate = 4,18 kcal,
1 g Protein = 5,65 kcal,
1 g Alkohol = 7,09 kcal

Diese Werte sind die Energie, die frei wird, wenn jeweils 1 g der verschiedenen Makronährstoffe in einem Kalorimeter verbrannt wird. Im menschlichen Körper verhält sich das ein bisschen anders. Verdauung und Verbrennung im Körper unterscheiden sich deutlich von der künstlichen Situation im Labor, wodurch sogar Unterschiede von Mensch zu Mensch entstehen. Zwei Personen essen also das Gleiche, resorbieren die Mahlzeit aber völlig unterschiedlich und nehmen eine komplett unterschiedliche Energiedichte auf. Als Faustregel für den menschlichen Körper gilt deshalb:

1 g Fett = 9 kcal
1 g Kohlenhydrate & 1 g Eiweiß
= 4 kcal und
1 g Alkohol = 7 kcal

Mikronährstoffe

Darunter verstehen wir Mineralstoffe, Vitamine und sekundäre Pflanzenstoffe. Wir benötigen sie nur in äußerst kleinen Mengen. Trotzdem haben sie einen immensen Einfluss auf unsere Gesundheit, unser Wohlbefinden und unsere Leistungsfähigkeit. Mikronährstoffe sind zwar keine Energieträger, haben jedoch bei nahezu allen Prozessen im Körper eine Schlüsselfunktion. Dabei entfalten die Mikronährstoffe ihre Wirkung im Körper oft nur gemeinsam. So macht es wenig Sinn, nur einen Stoff als Pille zu sich zu nehmen (mittlerweile sehr verbreitet in der Fitnessbranche). Interessanterweise ist hier für den Körper ein Überschuss genauso schlecht wie ein Mangel.

Merke: Es sollte immer das Ziel sein, Mikronährstoffe über echte Nahrung zu sich zu nehmen, weil im Körper die Aufnahme von hoch dosierten Nahrungsergänzungsmitteln oftmals fragwürdig ist. Der menschliche Körper hat sich über Millionen von Jahren an die Aufnahme der Stoffe aus frischem Obst und Gemüse angepasst, nicht an die Aufnahme eines Mikronährstoffs in Pillen- oder Tablettenform. Es gibt nur wenige klare Erkenntnisse darüber, wie sich die unterschiedlichen Stoffe gegenseitig beeinflussen, damit sie tatsächlich vom Körper aufgenommen werden. Deshalb lassen sich nur schwer Aussagen über die tatsächliche Wirkung im Körper treffen. Selbst über die am besten erforschten Vitamine und Mineralstoffe werden immer wieder neue Erkenntnisse gewonnen.

Gleichzeitig sind die Form der Zubereitung und die weiteren Komponenten der Mahlzeit extrem entscheidend für die Verfügbarkeit. So brauchen wir zum Beispiel Fette, um fettlösliche Vitamine aufzunehmen. Füge also deinem Salat Olivenöl, Nüsse oder Avocados hinzu. Um Eisen aus Blattgemüse aufzunehmen, braucht der Körper Vitamin C. Eine frisch gepresste Zitrone zu deinem Kohl wäre hier eine tolle Lösung. Viele Mikronährstoffe – wie Carotinoide in gelbem, orangem oder rotem Gemüse – werden besser aufgenommen, wenn sie gekocht wurden. Wasserlösliche Vitamine zum Beispiel können beim Kochen oder bei der Lagerung verloren gehen. Dampfgaren von schockgefrostetem Gemüse ist daher eine Möglichkeit, die Vitamine zu erhalten.

In unserem Alltag kommt es häufig vor, dass wir zwar die Energieträger aufnehmen, jedoch keine echte Nahrung. Achte deshalb darauf, dass du so viele Nahrungsmittel wie möglich zu dir nimmst, die reich an Mikronährstoffen sind. Dazu zählen:

- Früchte und Gemüse in allen Farben
- Pilze
- Kräuter und Gewürze
- magere Proteinquellen wie rotes Fleisch, Wild, Fisch, Geflügel, Meeresfrüchte und Eier
- Bohnen und Hülsenfrüchte
- Vollkornprodukte
- frische Milchprodukte

Der Grundumsatz in Ruhe

So viel zum grundsätzlichen WAS. Jetzt wollen wir ein bisschen rechnen. Dein Körper braucht Energie – aber wie viel? Wie viele Kalorien verbrauchst du, wenn du einen Tag im Bett verbringst und nur minimale Bewegung zeigst? Das errechnest du folgendermaßen.

Harris-Benedict-Gleichung

Frauen:

GU = 655 + (9,56 × Körpergewicht in kg) + (1,85 × Größe in cm) – (4,68 × Alter in Jahren)

Männer:

GU = 66,5 + (13,75 × Körpergewicht in kg) + (5,0 × Größe in cm) – (6,76 × Alter in Jahren)

Warum ist diese Gleichung ideal? Wenn dein Ziel ist, Körperfett zu verlieren, kannst du die Formel sowohl mit deinem aktuellen Körpergewicht als auch mit deinem Zielgewicht berechnen! Wie du sehen wirst, ist maximale Kalorienreduktion nicht zielführend!

Tagesumsatz & PAL-Level

Da wir selten einfach nur rumliegen und das Bett hüten, ist der Umsatz an einem »normalen« Tag interessant. Das kann bei jedem unterschiedlich sein und ist daher von deinem Lebensstil, deinen Hobbys und Verpflichtungen abhängig. In der Auswertung deines Wochenprotokolls kannst du deinen Tagesumsatz dokumentieren, um eine Übersicht über deinen Energieverbrauch zu bekommen.

PAL-Wert	Beschreibung der Aktivität
0,95	Nachtruhe
1,2	sitzende oder liegende Lebensweise, keine Freizeitaktivitäten, z. B. alte, gebrechliche oder bettlägerige Menschen, Rollstuhlfahrer
1,3–1,5	sitzende Tätigkeit mit wenig oder keinen Freizeitaktivitäten, z. B. Büroangestellte, Bildschirmarbeit, Feinmechaniker, Lehrer
1,6–1,7	sitzende berufliche Tätigkeit mit einigen stehenden und gehenden Tätigkeiten, z. B. Studenten, Laboranten, Fließbandarbeiter, Kraftfahrer
1,8–1,9	hauptsächlich stehende und gehende Tätigkeiten, z. B. Einzelhandel, Verkäufer, Handwerker, Mechaniker, Kellner, Hausfrauen
2,0–2,4	harte und anstrengende körperliche Berufstätigkeit, z. B. Leistungssportler, Bauarbeiter, Waldarbeiter, Landwirte, Bergarbeiter

Wenn du 8 Stunden schläfst (8 × 0,95), weitere 6 Stunden einer überwiegend stehenden und gehenden Tätigkeit nachgehst (8 × 1,6), dazu 8 Stunden eher sitzend verbringst (8 × 1,6) und noch 2 Stunden Sport treibst (2 × 2,2), dann errechnet sich daraus dein Faktor für deinen Tagesumsatz wie folgt:

$$\text{Mittlerer PAL-Wert} =$$
$$(8 \text{ Stunden} \times 0,95) + (8 \text{ Stunden} \times 1,6) + (6 \text{ Stunden} \times 1,8) + (2 \text{ Stunden} \times 2,2) : 24 = 1,5$$

Der Gesamtumsatz errechnet sich aus dem Grundumsatz multipliziert mit dem mittleren PAL-Wert, also:

$$\text{Tagesumsatz} = GU \times PAL\text{-Wert}$$

Neben dem PAL-Level spielt ebenfalls der thermische Effekt der Nahrungsaufnahme eine Rolle. Das bezeichnet die Thermogenese aus den Verdauungsprozessen. Ja, du liest richtig: Allein der Prozess des Essens verbrennt Energie! Ein kleines Beispiel: Du isst eine Avocado. Der Prozess, diese in ihre kleinsten Bestandteile zu spalten, vom Körper zu verdauen und einzulagern, verbraucht Energie. Und zwar weniger, als wenn du die gleiche Menge Steak essen würdest. Proteine sollen dabei nämlich die höchste thermische Rate haben und Fette die geringste. Diese Thermogenese macht ungefähr 10 % unseres Energieumsatzes aus. Tagesbedarf und Grundumsatz zeigen also: Wenn ich mehr esse, als ich verbrenne, nehme ich zu, und wenn ich weniger esse, als ich verbrenne, nehme ich ab.

So viel zur Theorie! Wäre das so einfach, dann wäre schlank, fit und vital zu sein das Einfachste der Welt und ich würde dieses Buch niemals schreiben. Leider spielen unglaublich viele weitere Faktoren eine Rolle, und durch die vielen Faktoren weicht die Realität oft von den Formeln ab!

Zur Übersicht über die Menge, die du am Tag verzehren solltest, kannst du in der folgenden Tabelle deinen Kalorienbedarf für verschiedene Tage berechnen. Du sollst später nicht jeden Tag Kalorien zählen, aber eine kleine Übersicht über zu viel und zu wenig hilft dir, bewusste Entscheidungen im Alltag zu treffen.

Wochentag	Grundumsatz	PAL	Tagesumsatz

KEINER IS(S)T WIE DER ANDERE

Es gibt keine generelle Ernährungsempfehlung für jedermann. Daher ist es umso wichtiger, dass du bewusst auf deinen Körper hörst und seine Sprache kennenlernst. Willst du deinen Stoffwechseltyp ganz genau wissen und dich noch näher mit dem Thema befassen, dann solltest du einen ausgebildeten Ernährungsberater aufsuchen und dich medizinisch 100%ig durchchecken lassen.

Weniger medizinisch – nicht 100%ig genau, aber dennoch sehr erfolgreich und vor allem einfach für dich umzusetzen – ist der Ansatz, den ich dir vorschlage. Um deine optimale Ernährungsform zu finden, möchte ich dir hier noch ein bisschen Hintergrundwissen geben. Die unterschiedlichen Vorlieben beim Essen lassen sich durch die Charakterzüge, die Ausprägung körperlicher Merkmale und Gewohnheiten von Menschen einteilen. Die folgenden Ansätze haben sich in der Praxis bewährt und versuchen den Körper, ähnlich wie bei einer Waage, ins Gleichgewicht zu bringen.

Dein Konstitutions- & Drüsentyp

Jeder ist einzigartig. Trotzdem haben wir auch Überschneidungen, was es so schwermacht, uns klar einer Kategorie zuzuordnen. Nach Beobachtungen von Stoffwechselformen und körperlichen Merkmalen sowie des Hormonsystems können bestimmte Cluster benannt und ein paar Empfehlungen gemacht werden. Anhand der folgenden Tabelle kannst du deinen Körperbau zuordnen und grobe Ernährungshinweise herausfiltern. Bist du eher groß und dünn, dann hast du einen schnellen Stoffwechsel für Kohlenhydrate. Ist dein Körperbau eher kleiner, runder und die Muskulatur weniger definiert, arbeitet dein Stoffwechsel hervorragend mit Fetten; Kohlenhydrate werden jedoch eher schlecht verbrannt.

Wenn es dir schwerfällt, dich zuzuordnen, ist das kein Problem: Viele sind in der Mitte zwischen zwei Typen zu finden. Die Kategorisierung soll nur eine grobe Richtung geben und dir später bei der Auswahl der Strategien helfen. Siehst du dich zum Beispiel zwischen Mesomorph- und Endomorph-Typ, solltest du bei deinen Ernährungsstrategien eine fett- und eiweißbetonte Ernährung bevorzugen, bei der du deinen Tagesverbrauch reduzieren kannst. Hinzu kommt die Funktion des Hormonsystems, welches tatsächlich mehr Macht hat, als du dir womöglich vorstellen kannst. Sind gewisse Drüsen über- oder unterreguliert, kannst du quasi essen, was du willst, und musst mit einer Gewichtszunahme rechnen. Dabei sind von Mensch zu Mensch bestimmte Drüsen besonders dominant. Die Ernährung nach seinem Drüsentyp zu verändern kann manchmal auch nur Kleinigkeiten beinhalten.

	Ektomorph	Mesomorph	Endomorph
Bild			
gekennzeichnet durch	groß und dünn; lange Arme, Beine und Torso; knöchriger Körperbau	typischer V-Typ (Schultern breiter als Hüfte), gut definierte Muskulatur	kleiner und runder Körperbau; geringe Definition der Muskulatur
Stoffwechsel	schneller Stoffwechsel; nimmt schwer zu; Kohlenhydrate werden besonders schnell verstoffwechselt	keine Präferenz eines Makronährstoff-Verhältnisses	Fett wird schnell angelagert, Muskulatur wird schnell aufgebaut; es ist besonders schwer, Fett zu verlieren
Körperfettzunahme durch	fettbetonte Kost	Kalorienaufnahme > Kalorienverbrauch	kohlenhydratbetonte Kost
besondere Problemzonen bei Übergewicht	- um die Hüfte »Rettungsring« - Oberschenkel	- Übergewicht gleichmäßig verteilt - »Babyspeck«, rundlicher, hoch sitzender Bauch	- Übergewicht gleichmäßig verteilt - »Babyspeck« - rundlicher & tief sitzender Bauch - Gesäß - Oberschenkel mit Zellulitis - großer Busen
Empfehlung bei besonderen Problemzonen	- raffinierte Kohlenhydrate einschränken - Eiweiß betonen - Koffein meiden - Alkohol meiden - Obst und Honig einschränken	- Milchprodukte meiden - raffinierte Kohlenhydrate meiden - Koffein meiden - Alkohol meiden - Eiweiß betonen	- rotes Fleisch meiden - herzhafte Gerichte meiden - fettreiche Milchprodukte meiden - scharfe Gewürze meiden

Die meisten stellt es jedoch vor große Schwierigkeiten.

Wenn wir unsere dominanten Drüsen mit entsprechenden Lebensmitteln zufriedenstellen, geht es uns schlichtweg gut. Wohlfühlfaktor 100! Wir fühlen uns energiegeladener, wacher und einfach fitter. Kein Wunder also, dass wir eine Vorliebe für die entsprechenden Nahrungsmittel entwickeln. So gibt es den absoluten Kaffeeliebhaber, der sich eine extra Starkstromleitung in die Küche legen lässt, damit die neue Kaffeemaschine auch die extra aus Ecuador importierten Kaffeebohnen perfekt zubereiten kann. Das Problem ist nur, dass Koffein deine Hormone umsteuert. Und zwar so, dass du noch so toll essen kannst und sich im Körper aber trotzdem keine Veränderung zeigen will. Wo du dazu neigst, Körperfett anzulagern, ist ein Indikator dafür, welche Drüsen bei dir dominant sind. Wenn du ein paar Pfunde zu viel draufhast, findest du in den Tabellen auf den folgenden Seiten die entsprechenden Empfehlungen, welche Lebensmittel du vermutlich meiden solltest, um dich in deinem Körper wieder richtig wohlzufühlen. Für einen gesunden Körper sowie eine ausgewogene Lebensführung mit wenigen »Ups & Downs« über den Tag ist es wichtig, die Empfehlungen deiner Körper- und Hormonpräferenzen zu berücksichtigen.

Das autonome Nervensystem

Dein autonomes Nervensystem beeinflusst alle deine unterbewusst ablaufenden Prozesse. Unter anderem werden die Körpertemperatur, unser Energieniveau, Anspannung und Entspannung, der Herzschlag, der Grundumsatz, die Atmung, die Verdauung, der PH-Haushalt im Körper, der Blutdruck und vieles mehr reguliert. Die Steuerung von Sympathikus und Parasympathikus hemmt und aktiviert sich dabei gegenseitig. Beide Gegenspieler müssen über den Tag im Gleichgewicht zueinander stehen. Nur dann ist für dein körperliches, seelisches und gesundheitliches Wohl gesorgt (vgl. Kap. 4: Wer hochfährt, muss auch wieder runter …). Je nachdem, wo das Ungleichgewicht hingeht, äußert sich auch das Störungsmuster.

Sagen wir, ein sympathisch-dominanter Typus fördert mit seiner Ernährung die sympathische Seite und steht ständig unter Strom, dann kommt es langfristig zu einer ausgeprägten Hyperaktivität. Andersherum: Bringt ein parasympathischer Typus mit seiner Nahrung kein Gleichgewicht ins System, verfällt er immer mehr in Lethargie und Schläfrigkeit.

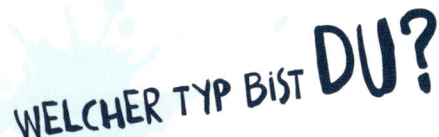
WELCHER TYP BIST DU?

	Sympathikus-Typ	Parasympathikus-Typ
körperliche Merkmale	ist eher groß und dünn; Schultern sind schmaler als die Hüften gut ausgebildete Muskeln & Definition, hoher Muskeltonus trockene, fettarme Haut & Haare wacher Gesichtsausdruck blasses Gesicht große Pupillen neigt eher zu Untergewicht	ist eher kleiner und breiter Schultern breiter als Hüften viel Muskelmasse und Kraft, Muskeltonus aber eher schwach gute Ausdauer/Durchhaltevermögen feuchte, fettige Haut gut durchblutetes rosiges Gesicht kleine Pupillen schläft besser, wenn vor dem Zubettgehen noch etwas gegessen wird neigt eher zu Übergewicht, nimmt schwer ab
psychische Merkmale	linke Gehirnhälfte ist eher betont logisch-rationale geistige Einstellung gutes Konzentrationsvermögen, schnelles Denken emotional kalt Schwierigkeiten, seine Gefühle auszudrücken leicht nervös & reizbar oft eher überaktiv motiviert, erfolgs- und zielorientiert mag keine Menschenmassen, wirkt distanziert und steht über den Dingen	rechte Gehirnhälfte betont gefühlsmäßige, intuitive, kreative Einstellung warmherzig und ihm fällt es leicht, Gefühle auszudrücken schließt schnell Freundschaften, ist beliebt und regt sich nur selten auf, ist emotional stabil vorsichtig und wohlüberlegt braucht viel Schlaf
zu starke Dominanz äußert sich durch …	Übersäuerung, trockene Haut, Verstopfung, Sodbrennen, Schlaflosigkeit, Reizbarkeit, Nervosität, Bluthochdruck & Herzrasen, Neigung zu Infektionen, Appetitlosigkeit bis Heißhunger auf Süßes, trockene Augen	zu stark basischen Stoffwechsel, fettiges Haar, Durchfall, starken Appetit und Lethargie, mit sich zaudern und zögern, Motivationsarmut, Allergien, niedrigen Blutdruck und Blutzuckerspiegel, Herzrhythmusstörung, Müdigkeit, Konzentrationsschwäche, Depressionen

Ist der Sympathikus zu stark ausgeprägt, muss der Parasympathikus gestärkt werden, um deinen Körper wieder ins Gleichgewicht zu bekommen! Das gelingt durch eine kohlenhydratreiche Kost im folgenden Verhältnis:

60–70 % Kohlenhydrate
20–25 % Proteine
10–15 % Fette

Eine vegetarische/vegane Ernährung eignet sich hier hervorragend.

Ist der Parasympathikus zu stark ausgeprägt, muss der Sympathikus gestärkt werden, um deinen Körper wieder ins Gleichgewicht zu bekommen! Das gelingt durch eine kohlenhydratarme Kost im folgenden Verhältnis:

30 % Kohlenhydrate
40–45 % Proteine
25–30 % Fette

	Sympathikus-Typ	Parasympathikus-Typ
So wird der Gegenspieler gestärkt und der Körper ins Gleichgewicht gebracht.	Kohlenhydrate: alle Gemüse & deren Säfte; alle Vollkornprodukte Eiweiß: fettarme, purinarme Fische (z. B.: Dorsch/Rotbarsch); Huhn, Truthahn, Eier Fett: fettarme Milchprodukte, fettarme Nusssorten & Samen, nur wenig Fett, pflanzliche Öle, Ghee	Kohlenhydrate: Gemüse, Roggen, Mais, gekeimte Getreide Eiweiß: alle Sorten Fisch, Geflügel, Fleisch, besonders die fettreichen (Lachs, Ente, rotes Fleisch) Fett: fettreiche Milchprodukte & Milch, Käse, Sahne, Joghurt, Ghee
Das sollte gemieden werden.	eiweiß- und fettreiche Nahrungsmittel (Fleisch, Fisch, Eier, Milchprodukte, Nüsse, Samen)	einfache Kohlenhydrate (Früchte, Zucker, Weißmehl) besonders kohlenhydratreiche Nahrungsmittel Brot/Getreide

Sehr selten treffen alle Punkte genau auf eine Person zu. Oftmals ist der Charakter sowohl durch Merkmale des Sympathikus als auch des Parasympathikus gekennzeichnet. Befindet sich eine Person genau zwischen beiden Typen, spricht man vom Balancierten Typ. Bei diesem Typ gibt es keine Dominanz der Gegenspieler im autonomen Nervensystem, weshalb eine ausgewogene Mischkost in folgendem Verhältnis für die besten Ergebnisse sorgt:

40–45 % Kohlenhydrate
30–35 % Eiweiß
25 % Fett

Der balancierte Typ	
Das sollte bevorzugt werden.	Kohlenhydrate: alle Gemüse & deren Säfte alle Vollkorngetreide, möglichst gekeimt Proteine: alle Fische, alle Fleisch- und Geflügelsorten, Eier, alle Milchprodukte alle Nusssorten & Samen Fett: mäßig
Das sollte vermieden werden.	zuckerhaltige Getränke Weißmehlprodukte weißer, raffinierter Zucker

Das Verbrennungssystem

Neben den Unterschieden im Nervensystem haben sich auch bei der Energieerzeugung verschiedene Typen entwickelt. Die Geschwindigkeit der Energieausbeute aus der aufgenommenen Nahrung ist von dem »Verbrennungssystem« abhängig. Der Glykotyp verwertet die aufgenommene Nahrung äußerst schnell, wodurch ihm sehr schnell sehr

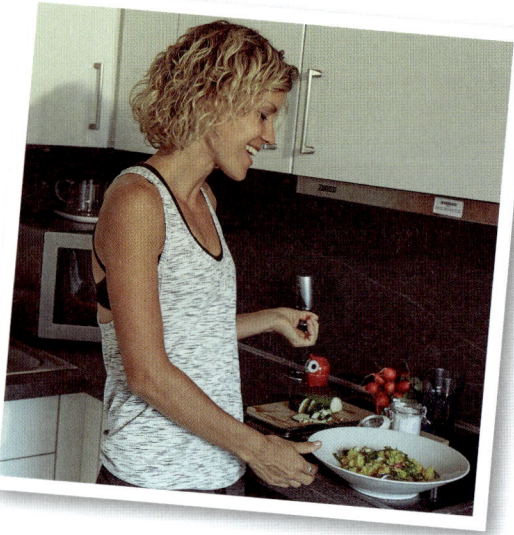

viel Energie zur Verfügung steht. Nach relativ kurzer Zeit verfällt er jedoch genauso zügig in Energiemangel-Phasen. Der Betatyp erzeugt gleichmäßig Energie, jedoch auf relativ geringem Niveau. Optimale Verwertung gelingt dem gleichmäßigen Verbrennungstyp, der eine moderate Energieausbeute auf konstantem Niveau zeigt. Entwicklungsbiologisch hatten die Ahnen des Schnellverbrenners ein großes Angebot an Fetten und Eiweißen; das geringe Kohlenhydratangebot musste also äußerst effizient genutzt werden. Beim Langsamverbrenner sah dies genau andersherum aus. Er hatte ein reichliches Angebot an Kohlenhydraten, jedoch nur wenige Fettlieferanten. Fette mussten demnach äußerst effektiv verwertet werden.

Es ist wie immer nicht schwarz oder weiß. Du bist eher der Schnell- oder eher der Langsamverbrenner! Je nachdem, wie sehr du zu einer der Seiten tendierst, neigst du eher zu dem entsprechenden Verbrennungstyp.

Langsamverbrenner (Betatyp)

körperliche Merkmale	psychologische Merkmale
wenig Energie, die nicht schwankt Getreide und Kohlenhydrate steigern Energie geringer Muskeltonus geringe Schweißbildung oft kalt an Händen/Füßen wenig Appetit, wenn, dann auf Süßes Verdauungsprobleme nimmt durch fettreiche Nahrung zu	eher passiv und träge entspannt, gelassen introvertiert, zurückhaltend, schüchtern lebt in der Vergangenheit häufig müde, apatisch/lethargisch kann sich schlecht konzentrieren unterdrückt häufig seine Gefühle/unemotional gibt leicht auf Scham- & Schuldgefühle neigt zu negativen Gefühlen/Hoffnungslosigkeit

Schnellverbrenner (Glykotyp)

körperliche Merkmale	psychologische Merkmale
hat viel Energie, mit jedoch großen Schwankungen fett- und eiweißreiche Nahrung steigern die Energie starker Appetit, meist hungrig; muss essen, um sich gut zu fühlen kohlenhydratreiches Frühstück führt zu Müdigkeit, Denkschwierigkeiten, Hunger schon nach einer Stunde nimmt durch kohlenhydratreiche Nahrung zu neigt zu Azidose (geringer pH-Wert des Blutes)	eher überdreht, hyperaktiv, ist aber unterschwellig ausgebrannt/müde wettbewerbsorientiert lebt in der Zukunft kann gut organisieren, aber nicht zu Ende führen; kann sich schwer konzentrieren Gedanken springen; impulsiv; Stimmungsschwankungen geringe Stresstoleranz, Wutausbrüche, reizbar macht sich viele Sorgen

»LIEBE DEINE ECKEN UND KANTEN.
NUR EINE NULL HAT KEINE.«

Langsamverbrenner (Betatyp)		Schnellverbrenner (Glykotyp)	
Empfehlung: 50 % Kohlenhydrate 40 % eiweißreiche Nahrung 10 % Fette		Empfehlung: 30 % Kohlenhydrate 40–45 % Eiweiß 25–30 % Fette	
bevorzugen	meiden	bevorzugen	meiden
Kohlenhydrate: Früchte und Säfte alle Gemüse und deren Säfte, alle Vollkorngetreide Eiweiß: fettarme, purinarme Fische, Huhn, Eier, fettarme Milchprodukte, fettarme Nusssorten Fett: pflanzliche Öle	fettreiche, purinreiche Eiweißträger (rotes Fleisch, Lachs), übermäßig Öl, die meisten Nüsse, übermäßig Milchprodukte & mit hohem Fettanteil (diverse Käsesorten)	Kohlenhydrate: Gemüse, Roggen/Mais, gekeimte Getreide Eiweiß: alle Sorten Fisch, Geflügel, Fleisch, besonders die fett- und purinreichen Sorten (Lachs, rotes Muskelfleisch, Ente), Hülsenfrüchte, Eier fettreiche Nusssorten und Samen (Walnüsse, Haselnüsse, Erdnüsse, Sonnenblumenkerne) Fett: fettreiche Milchprodukte, Käse, Sahne, Joghurt	einfache Kohlenhydrate (Früchte, Zucker, Weißmehl), besonders kohlenhydratreiche Nahrungsmittel (Kartoffeln, Weißbrot), Getreide oder Brot (Ausnahme: gekeimtes Brot/ Sauerteigbrot; stets mit Butter/Öl), blutzuckerhebende Mittel (hoher glykämischer Index)

Bevor wir zu einer detaillierteren Beobachtung deiner Ernährungsgewohnheiten kommen, versuche dich anhand der letzten Informationen einzuordnen und deinem Stoffwechseltyp auf die Schliche zu kommen. Nutze dafür den Arbeitsbogen »Zuordnung Stoffwechseltyp« auf der nächsten Seite.

1.) Welcher Konstitutionstyp bin ich?

| Ektomorph | Mesomorph | Endomorph |

2.) Welcher Teil meines autonomen Nervensystems ist eher dominant?

| Sympathikus | Parasympathikus |

3.) Welcher Verbrennungstyp bin ich?

| Glykotyp | Betatyp |

4.) So sieht demnach meine empfohlene Ernährung aus:

| Kohlenhydrate % | Proteine % | Fett % |

ANNIKAS WERTE:

Endo- und Ektomorph-Mix
Nervensystem: balancierter Typ
Verbrennungssystem: Schnellverbrenner (Glykotyp)
Verteilung: 35–35–30 / 40–35–25

SELBSTANALYSE – WER BIN ICH?

Jetzt gilt es, dir objektiv eine Übersicht darüber zu verschaffen, wie deine Ernährung eigentlich aussieht. Für viele Berufstätige steht Ernährung nicht im Mittelpunkt der Tagesstruktur. Meist wird das gegessen, was die Situation eben hergibt, was schnell geht und worauf wir eben gerade Appetit haben. Flexibel und unkompliziert. Schön. Sich unreflektiert in einer kapitalistischen Welt zu ernähren, die verstanden hat, auf welchen instinktiven Prozessen unser Gehirn funktioniert, ist aber fatal, und zwar so, dass wir täglich geradezu Selbstzerstörung betreiben.

Notiere eine Woche detailliert, was du isst, in welcher Form, wo du isst, wann du isst und wie viel zu isst. Ein Verzehrprotokoll, das dich täglich begleitet, ist eine simple Form der Dokumentation. Wenn du dazu alle Lebensmittel und Flüssigkeiten mit einem Fotoprotokoll ergänzt, hilft es, dir klarer darüber zu werden, wie deine Essgewohnheiten aussehen. Das Wochenprotokoll soll dir außerdem helfen zu erkennen, welche Lebensmittel dir guttun und welche dir Energie rauben. Wie du im vorherigen Kapitel erfahren hast, gibt es Nahrung, die den einen stärkt und den anderen im schlimmsten Fall sogar krank macht. Du sollst für dich herausfinden, ob du mit kleinen Veränderungen deinen Wohlfühlfaktor im Alltag nicht erheblich steigern kannst. Dazu zählt auch die Menge an Vitaminen und Mineralstoffen, die deinem Körper zur Verfügung steht. Besonders die Häufigkeit der Erkrankungen und Infektionen lässt sich dadurch stark beeinflussen. Fünf Portionen Gemüse und zwei Portionen Obst sind hier die grobe Richtlinie!

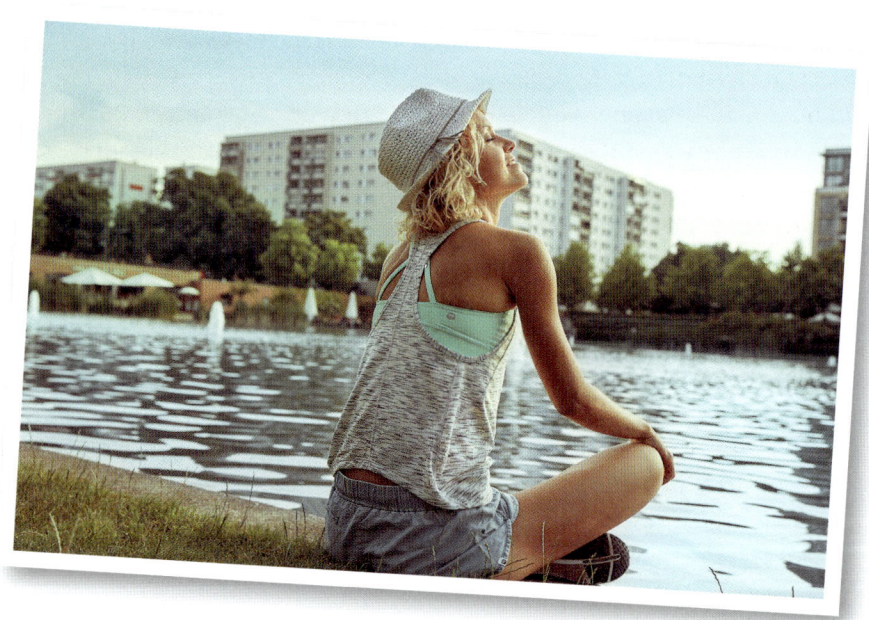

Wochenprotokoll

Tag	Was habe ich heute gegessen?	Uhr-zeit	Was & wie viel habe ich getrunken?	Geschätztes Verhältnis der Makronährstoffe (kcal %)	Portionen Obst & Gemüse	Wie habe ich mich nach dem Essen gefühlt? Müde/energievoll?	Welche Lebensmittel geben mir Energie?
				Eiweiß: % Kohlen-hydrate: % Fett: %			

Auswertung des Protokolls

Die Auswertung soll die objektive Lupe sein, mit der du dein Ernährungsverhalten bewertest. Wichtig ist dabei, dass du vermeintlich »Negatives« nicht herunterspielst. Wir wollen die Sprache unseres Körpers lernen. Dafür müssen wir zuhören und richtig hinschauen. Wenn du Appetit auf etwas Süßes hast, spricht dein Körper mit dir. In diesem Moment sind bestimmte Drüsen besonders dominant und andere weniger. Letztere schreien nach Energie und wollen befriedigt werden. Wenn dir solche Dinge auffallen, solltest du sie mit in die Auswahl deiner Strategie einfließen lassen.

Schau dir deine Protokolle von Tag zu Tag an, um dir einen groben Überblick zu verschaffen, wie sich deine Makronährstoffe im Durchschnitt verhalten. Hierbei ist das Verhältnis des Energiegehalts (in Kilokalorien oder Joule) gemeint und nicht die Grammzahlen. Berücksichtige dabei, was du inzwischen über deinen Stoffwechseltyp und deinen Tagesbedarf weißt. Isst du deutlich mehr oder weniger als dein Tagesbedarf hoch ist? Ist ein Makronährstoff als Energiequelle besonders betont?

Die letzten beiden Spalten sind das Herzstück des Wochenprotokolls. Hier geht es darum, wie dich das Essen im Alltag beeinflusst, positiv oder negativ. Was fällt dir über die Woche auf? Welche Lebensmittel spenden dir im Allgemeinen Energie und machen dich länger satt und welche Lebensmittel neigen dazu, dich müde zu machen bzw. dir Energie zu rauben.

Gibt es Lebensmittel, die dich immer wieder müde machen und dir Energie rauben?

Anschließend betrachtest du die Übersicht der restlichen Spalte und schaust dir die durchschnittlichen Tendenzen an. Wie viele Liter Flüssigkeit trinkst du etwa täglich? Wie viele Portionen Obst und Gemüse verzehrst du im Schnitt täglich? Wie hoch ist im Schnitt die Frequenz der Mahlzeiten und Snacks über die Woche? Anhand des Auswertungsbogens sollst du dir eine allgemeine Übersicht über dein aktuelles Ernährungsverhalten verschaffen, damit du später entsprechende Strategiemaßnahmen auswählen kannst. Sei also mit dir selbst so objektiv und ehrlich wie möglich!

Zum Ende sind offensichtliche Wechselwirkungen interessant, die dir womöglich gar nicht bewusst sind. Welche Lebensmittel hängen stark miteinander zusammen und verhindern täglich deine gesunde Ernährung? Zum Beispiel: »30 Minuten nach dem Mittagessen folgt eine Süßigkeit«, »Nach einem Glas Wein am Abend esse ich meist etwas Salziges«. Notiere dir die Lebensmittel, die du gegessen hast, nachdem du dich länger inaktiv gefühlt hast und nicht leistungsfähig warst. Beachte auch hier, wann du den »schlappen Gaul mit der Peitsche« antreiben musstest. Damit ist gemeint, wann du dein System mit Koffein etc. aufpeppen musst, um im Alltag zu funktionieren.

Wenn du es ganz genau wissen möchtest …

Oftmals hilft es zu Beginn einer Ernährungsanalyse, sich einen Überblick zu verschaffen, wie viel du im Schnitt am Tag isst, um zu wissen, wie viele Kalorien du am Tag zu dir nimmst. Diese tägliche Überwachung soll kein Dauerzustand sein. Allerdings kann dir das am Anfang eine gute Wissensgundlage schaffen. Im digitalen Zeitalter ist es auch gar nicht so schwer, sich regelmäßig zu »tracken«. Dafür brauchst du nicht mehr nach jeder Mahlzeit den Taschenrechner zu zücken und erst mal nachzurechnen, wie viele Kalorien da so im Magen gelandet sind. Meine Empfehlung ist stattdessen die FDDB-App. Mit dieser kannst du vier Wochen lang gratis deinen Tagesbedarf locker und leicht errechnen. Deine Lebensmittel werden per Barcode eingescannt, und mit deiner Mengenangabe wird schnell dokumentiert, wie viele Kalorien du am Tag und in welchem Verhältnis gegessen hast. Spannend ist diese Strategie, wenn du deinen Grundbedarf ausgerechnet hast.

AUSWERTUNGSBOGEN WOCHENPROTOKOLL

1.) Wie sieht das prozentuale Verhältnis der Makronährstoffe (kcal) über die Woche aus?

....
....
....
....
....

2.) Welche Lebensmittel tun mir gut bzw. geben mir Energie?

....
....
....
....
....

3.) Welche Lebensmittel machen mich müde bzw. rauben mir Energie?

....
....
....
....

4.) Wie viel trinke ich im Durchschnitt?

....
....
....

5.) Wie viele Portionen Obst und Gemüse esse ich im Durchschnitt?

....
....
....

6.) Wie viele Mahlzeiten und wie viele Snacks esse ich am Tag?

....
....
....
....

7.) Auffälligkeiten über die Woche?

....
....
....

MÖGLICHE STRATEGIEN

Da du vermutlich schon eine Tendenz siehst, wo Optimierungsmöglichkeiten liegen, erläutere ich dir im folgenden Abschnitt ein paar mögliche Strategien, mit denen du deine Zielsetzung angehen kannst. Denke dabei auch an die *Macht der Einfachheit (Power of Less)*. Sich auf wenig zu konzentrieren, dafür aber mit extrem hohem Fokus, kann auf lange Sicht sehr erfolgversprechend sein. Und genau so sollte eine Veränderung angegangen werden – langfristig und nachhaltig. Die Gewohnheiten, die sich über Jahre etabliert haben, die Ernährungsweise, die über Jahre deinen Stoffwechsel geprägt hat, sind schwer von heute auf morgen zu verändern. Die Lösung ist jedoch, die volle Energie auf eine Strategie bzw. eine Veränderung zu fokussieren und diese konsequent umzusetzen. Berücksichtige beim Lesen deine aktuellen Ernährungsgewohnheiten. Nur Mut! Das Leben besteht aus der Summe vieler Veränderungen. Der Fokus auf eine neue Gewohnheit wird dir Energie und Euphorie für die Umsetzung geben!

Mahlzeitenfrequenz verändern

Die Summe und die Frequenz der Mahlzeiten hat großen Einfluss auf deinen Stoffwechsel, deinen Hormonspiegel, deinen Energieumsatz und deine Leistungsfähigkeit. Um es einfach zu erklären: Ist dein Körper gewöhnt, regelmäßig mit Energie versorgt zu werden, ist er weniger verlockt, große Speicher anzulegen. Jede Verarbeitung einer Mahlzeit verändert zudem deinen thermischen Effekt innerhalb des Körpers.

Grundsätzlich solltest du einmal überlegen, wie viele Mahlzeiten du im Durchschnitt isst. Fühlst du dich aktuell mit deinem Energieniveau am Tag wohl und hast keine Gewichtsprobleme? Wunderbar! Ist das nicht der Fall, erhöhe bzw. reduziere die Summe der Mahlzeiten und beobachte, welche Auswirkungen sich über die Wochen einstellen. Ich empfehle dir eine Frequenz von drei bis sechs Mahlzeiten am Tag mit drei bis sechs Stunden Abstand. Idealerweise wechselst du größere Mahlzeiten (Frühstück, Mittagessen, Abendessen) mit kleinen Snacks (2. Frühstück, Vesper, Nachtmahlzeit) ab.

Die 80-%-Strategie

Ist es dein Ziel, zu- oder abzunehmen, kann dir diese Strategie helfen. Bei einer systematischen Gewichtsreduktion hat es sich gezeigt, dass sich unser Körper am ehesten an seinen Speichern bedient, wenn er nur ein leichtes Kaloriendefizit am Tag bekommt und so seinen Stoffwechsel nicht herunterfahren muss.

Um diesen Ansatz zu verstehen, müssen wir uns kurz die menschliche Evolutionsgeschichte anschauen. In Zeiten des Hungers haben nur die Menschen überlebt, die möglichst lange ohne Nahrung auskommen konnten. Das gelang ihnen dadurch, dass sie ihren Stoffwechsel heruntergefahren haben. Als dann endlich wieder die Jagd bzw. Nahrungssuche erfolgreich war, blieb der Körper vorerst auf der niedrigen Stoffwechselleistung und hat zuerst schnell die Speicher wieder aufgefüllt.

Ob Segen oder Fluch – wir können nicht leugnen, dass unser Körper das Resultat von Millionen von Jahren Evolution ist. Bleibt deine Nahrungsaufnahme länger unterhalb deines Tagesbedarfs, passt dein Körper seinen Verbrauch relativ schnell dieser Reduktion an und du kannst quasi nur auf den Jo-Jo-Effekt warten. Wenn du im Kapitel vorher deinen Grundumsatz korrekt berechnet hast, kannst du die Werte jetzt mithilfe dieser Methode nutzen! Es sind ziemlich genau 500 Kalorien weniger, als du laut Tagesbedarf eigentlich bräuchtest, dein Körper kann aber noch optimal arbeiten und du baust trotzdem stetig Körperfett ab. Wenn Mathe nie so dein Ding war und du eher etwas Praktisches brauchst, halte dich an die 80-%-Faustregel. Iss bei jeder Mahlzeit so weit, bis du zu 80 % gesättigt bist. Höre auf deinen Körper, er sagt dir, wann es genug ist!

Timing der Mahlzeiten verändern

Wann du isst, ist genauso entscheidend wie, was du isst! Dein Energielevel, dein Drang nach Aktivität und nach Ruhe unterliegen täglich einem immer wiederkehrenden Verlauf (Biorhythmus/Tagesrhythmus). Dein Körper hat seinen eigenen Biorhythmus, der unter anderem durch dein autonomes Nervensystem gesteuert wird. Inwiefern sich das autonome Nervensystem mit Ernährung beeinflussen lässt, hast du oben bereits klarer beschrieben bekommen. Besonders hervorzuheben sind aber noch die Mahlzeiten früh am Morgen und rund um dein Training.

Wer frühstückt, hat weniger Heißhungerattacken über den Tag und zeigt einen deutlich regulierteren Insulinspiegel als die Frühstücksmuffel. Besonders der Wasserhaushalt, der Säure-Basen-Haushalt und die Funktionsfähigkeit der Nebennieren müssen nach dem Schlafen reguliert werden. Die beste Empfehlung dafür ist, ein Glas Wasser mit einer Prise Himalaja-Salz und einem Schuss Zitrussaft (Limetten- oder Grapefruitsaft) direkt nach dem Aufstehen zu trinken.

Nach dem Sport empfehle ich dir innerhalb von 30 Minuten deinen Körper mit einem Mix aus kurzkettigen Kohlenhydraten und Eiweiß zu versorgen. Die Kohlenhydrate lassen deinen Insulinspiegel im Blut steigen, wodurch das Eiweiß besser aufgenommen und zur Muskelregeneration verwertet werden kann.

Leckere Beispiel-Snacks sind Quark mit Honig oder Früchten oder ein Brötchen mit Ei.

Verändere deine Essenszeiten und bring deinen Körper auf ein neues Energie- und Tagesumsatzlevel! Hier ein paar Vorschläge:

»MORGENS WIE EIN KAISER, MITTAGS WIE EIN KÖNIG UND ABENDS WIE EIN BETTELMANN.« WENN DU DICH AN DIESE WEISHEIT HÄLTST, IST SCHON DER ERSTE SCHRITT GETAN.

Intermittierendes Fasten

Wenn dir das generelle Umstellen der Ernährung oder der Verzicht von bestimmten Lebensmitteln äußerst schwerfällt, ist diese Methode vielleicht die richtige für dich. Evolutionsbiologisch sind wir für das unterbrochene Fasten prädestiniert! Unsere Ahnen hatten bei Weitem nicht dieses regelmäßige und reichhaltige Nahrungsangebot, wie wir es heute genießen dürfen. Phasen, in denen Nahrung vorhanden war, wechselten sich mit Phasen des Hungerns ab. Es heißt also back to the roots für mehr Energie, einen beschleunigten Stoffwechsel, einen regulierten Blutzuckerspiegel, einen optimierten Blutdruck und eine gesündere Organaktivität. In der Praxis haben sich verschiedene Formen herausgebildet, die du für deinen Alltag passend machen kannst.

Übersicht – Intermittierendes Fasten	
5:2-Strategie	5 Tage die Woche wird im normalen, gewohnten Rhythmus gegessen und an zwei Tagen wird gefastet. Wenn du unter der Woche viele Geschäftsessen hast, bei denen du nicht verzichten darfst, ist das Wochenende hier die beste Lösung. Ansonsten können die Tage innerhalb der Woche beliebig verteilt werden.
1:1-Strategie	Sehr einfach zu handhaben. Einen Tag wird normal gegessen, einen Tag wird gefastet. Weniger Planungsaufwand geht nicht!
Uhrzeiten	
16:8-Strategie	Eine lange Phase am Tag wird gefastet und in einer kürzeren Phase gegessen. Hier werden dann meist zwei vollwertige Hauptmahlzeiten verzehrt.
18:6-Strategie	
20:4-Strategie	

Du solltest beachten, dass in den Zeiten der Nahrungsaufnahme nicht übermäßig mehr gegessen werden sollte. Außerdem sollst du natürlich die Empfehlungen zu den allgemeinen und den Stoffwechseltypen berücksichtigen. Wenn du oft zu Snacks gegriffen hast, kann das intermittierende Fasten anfangs zu Hungerphasen führen. Halte durch, trinke ausreichend Wasser, Tee oder Gemüsebrühe. Spätestens nach zwei Wochen hat sich dein Körper an die wiederkehrenden Fastenperioden gewöhnt.

Verhältnis der Makronährstoffe verändern

Verändere, *WAS* du isst! Wie viele Kohlenhydrate, Eiweiße und Fette nimmst du aktuell zu dir und was sind die groben Empfehlungen für deinen Stoffwechseltyp? Wie müsstest du Fett, Kohlenhydrate und Eiweiße anpassen, um dich deinem Optimum zu nähern? Natürlich gibt es diverse Unterschiede an Makronährstoffverteilungen, aber grundsätzlich unterscheiden wir zwischen zwei Extremen:

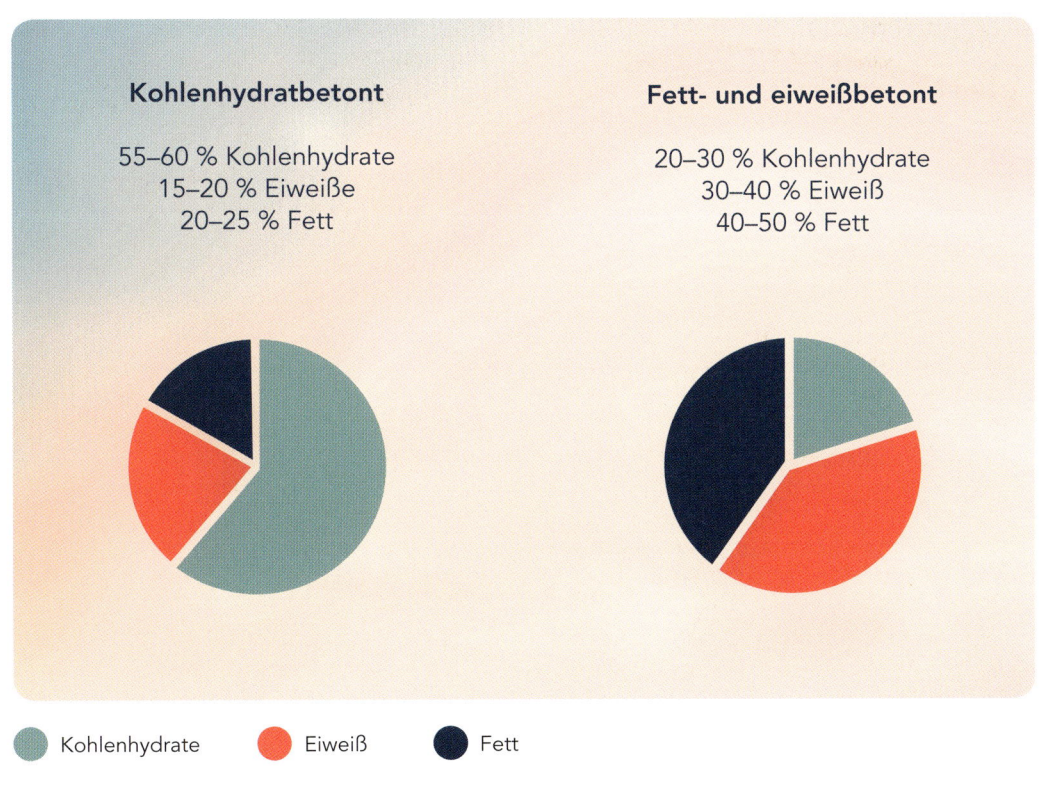

Kohlenhydratbetont

55–60 % Kohlenhydrate
15–20 % Eiweiße
20–25 % Fett

Fett- und eiweißbetont

20–30 % Kohlenhydrate
30–40 % Eiweiß
40–50 % Fett

● Kohlenhydrate   ● Eiweiß   ● Fett

Das 3-Wochen-Experiment

Ohne einen aufwendigen, 300 Fragen langen Test beim Ernährungsberater über sich ergehen zu lassen, kannst du mit einer simplen und naheliegenden Methode herausfinden, welcher Stoffwechseltyp dir am nächsten kommt. Suche dir die Typen heraus, auf deren Beschreibung du am ehesten passt. Vergiss nicht – es muss keine 100%ige Übereinstimmung geben. Wir sind das Produkt einer Evolution von Millionen von Jahren. Wir haben alle Merkmale, die unsere Ahnen in schwierigsten Zeiten überleben ließen. Da können wir keine klaren Aussagen und Schwarz-Weiß-Denken erwarten.

Das Einteilen fällt einem meistens nicht so leicht, deshalb schlage ich dir für drei Wochen mal einen Perspektivwechsel vor. Hast du dich bislang primär kohlenhydrat- oder fett- und eiweißbetont ernährt, probiere das Pendant aus und beobachte die Veränderungen deines Energielevels in Bezug auf deinen Alltag und dein Körpergefühl. Gefällt dir das? Dann weiter so! Hast du dich für einen Typ entschieden, notiere dir die entsprechenden empfohlenen Ernährungsweisen und stelle deine Ernährung für drei Wochen konsequent darauf um. Umso weniger du von deinem Plan abweichst, desto klarer wird die persönliche Aussage für dich. Überlege dir, welche der folgenden Aussagen während dieser Zeit am ehesten auf dich zutreffen.

In den letzten drei Wochen ...	Ja / Nein
... habe ich mehr Energie gehabt als gewöhnlich.	
... war ich weniger müde und kraftlos als sonst.	
... war ich ausgeglichener als sonst.	
... habe ich weniger gesundheitliche Probleme gehabt als sonst.	
... war ich körperlich voll belastbar und konnte mein volles Potenzial entfalten.	

Fühlst du dich grundsätzlich wohl, aber irgendetwas fehlt dir? Dann überlege dir anhand deines Wochenprotokolls, wie du jede deiner Mahlzeiten mehr in Richtung deiner bevorzugten Umstellung bringen kannst, und passe deine neue Ernährung an. Entweder lässt du etwas weg oder du ergänzt eine Mahlzeit. Das morgendliche Brot mit Marmelade kann zum Beispiel mit einem Frühstücksei kombiniert werden. Oder du fügst zum Obstsnack zwischendurch eine Portion Quark hinzu.

Auswahl der Lebensmittel verändern

Verändere deine gewohnten Lebensmittel. Du hast in der Auswertung deines Wochenprotokolls – zumindest ungefähr – herausgefunden, welche Lebensmittel dir Energie geben und welche dir eher Energie rauben. Starte also damit, die Übeltäter aus deiner täglichen Ernährung herauszustreichen und sie durch energiespendende Lebensmittel zu ersetzen. Außerdem hast du in deinem Protokoll herausgefunden, wie viele Portionen Obst und Gemüse du am Tag verzehrst. Bist du unter drei Portionen Gemüse und zwei Portionen Obst, empfehle ich dir, deine Mahlzeiten dementsprechend zu verändern.

Kohlenhydratvariationen

Die Kohlenhydrate als wichtiger Makronährstoff können eine große Macht über den Körper haben. Je nach Stoffwechseltyp ist die Sensibilität und Resorptionsfähigkeit von Kohlenhydraten unterschiedlich. Wenn dein Ziel eine Gewichtsreduktion ist, spielt es eine Rolle, zu wissen, dass die Kohlenhydrate bei einem Überschuss ummodelliert und als Fett eingelagert werden. Isst du zu wenig, fällt deine Leistungsfähigkeit dramatisch ab und die Effekte des Trainings werden nur schwach ausgeprägt. Es kann also für die Leistungsfähigkeit im Alltag von Vorteil sein, wenn du deine aktuelle Kohlenhydrataufnahme veränderst. Hier sind ein paar Vorschläge und Ideen, wie das aussehen könnte.

Kohlenhydrate um das Training planen

Das Training sollte die Tageszeit sein, in der du am meisten Kalorien pro Stunde verbrennst und dein Körper die größten Energiemengen verbraucht. Organisiere deine kohlenhydratreichste Mahlzeit 60–120 Minuten nach dem Training und reduziere die Kohlenhydratzufuhr, umso weiter du dich vom Training entfernst. Besonders unmittelbar nach dem Workout ist der Körper in einem Zustand, der ihn sehr empfänglich für Regenerationsmaßnahmen macht. Nutze das Zeitfenster bis 30 Minuten nach dem Training für einen Kohlenhydrat-Eiweiß-Snack, schließe eine Stunde später die Mahlzeit an.

Keine Kohlenhydrate am Abend oder nach 18 Uhr

Der Klassiker unter den Ernährungsweisheiten und eine Strategie, die schon oft von Erfolg gekrönt war. Kohlenhydrate im Überschuss zu einer Tageszeit, in der keine körperlichen Aktivitäten mehr folgen, werden in der Leber zu Triglyzeriden umgebaut und im Fettgewebe gelagert. Deshalb: Finger weg davon am Abend!

Kohlenhydrate nur am Abend

Vorausgesetzt, dein Stoffwechseltyp lässt es zu, können Kohlenhydrate aber auch einen sehr entspannenden Effekt haben. Dieser geht primär auf eine hohe Ausschüttung von Serotonin nach dem Verzehr zurück und sorgt durch die Um-

strukturierung zu Melatonin für einen tiefen Schlaf.

Es gibt natürlich noch viele weitere Strategien, wie du deine Ernährung verändern und optimieren kannst. Dafür ist das Thema aber viel zu groß, um hier alle Varianten vorzustellen. Die Hauptsache für mich ist, dass du angeregt wirst, dir Gedanken über eine mögliche sinnvolle Veränderung im Alltag zu machen. Wenn du dir deine Strategie später überlegst, erinnere dich dabei immer wieder an die Machtwirkung, sich auf wenige Dinge vollends zu fokussieren. Brich deine Strategie lieber in kleinere Prozesse auf und setze diese Schritt für Schritt um, als dich von zu großen Vorhaben erschlagen zu lassen.

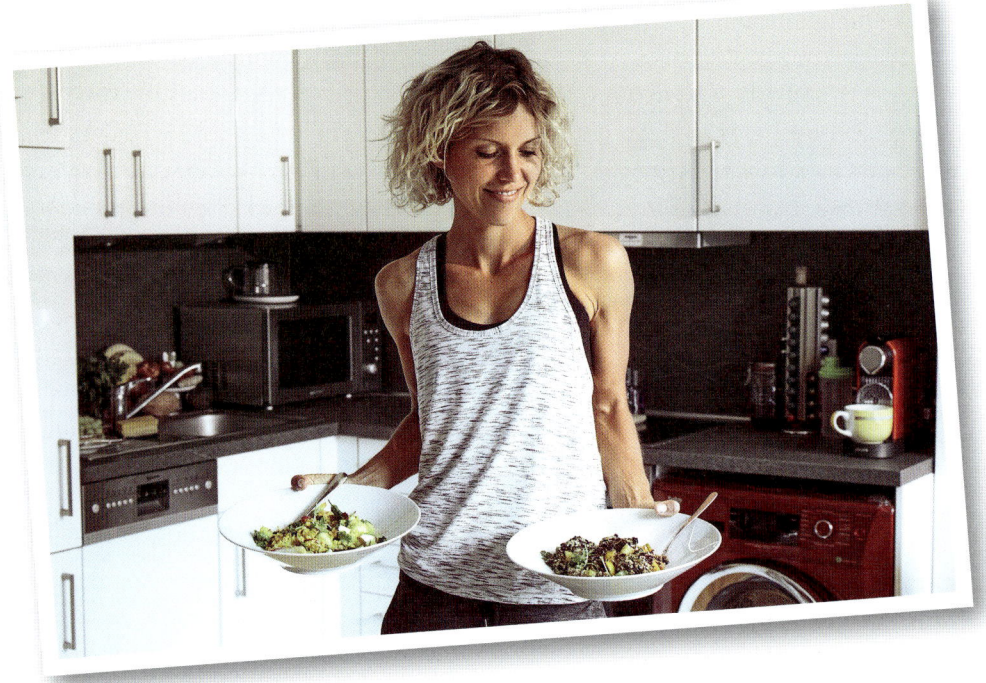

Umsetzung: Cook it like Annican!

Ernährungsstrategien, Stoffwechseltypen, Kalorien … puh, der Kopf raucht und der Magen knurrt! Ich habe mich auch viel damit beschäftigt und vieles für mich ausprobiert und möchte dir von meinen eigenen Erfahrungen berichten, aber wie immer musst du deine eigenen machen. Nimm dir das mit, das für dich und deine Fit-und-fröhlich-Zukunft passen kann.

Mach die Lauscher auf

Ich wiederhole mich: Wir sind verwöhnt und gewöhnt an Essen. Wir tätigen unsere tägliche Nahrungszufuhr zum großen Teil unbewusst. Und wir hören nicht auf unseren Körper. Das ist den wenigsten klar. Es sollte aber allen klar sein. Lerne, deinem Körper zuzuhören. Nur mit dem richtigen Bewusstsein schaffst du deine Ziele langfristig.

Ich habe das für mich entdeckt, als ich mal eine Entschlackung gemacht habe. Für mich stand weniger der – ja durchaus umstrittene – Punkt des gesunden Heilfastens im Mittelpunkt als vielmehr die Challenge an mich selbst. Einmal Wettkampf, immer Wettkampf … ;-) Eine Woche lang habe ich auf Essen verzichtet und einfach mal geschaut, wie sich das anfühlt und wie ich damit klarkomme. Und das ist für mich augenöffnend gewesen: Die Gedanken drehen sich komplett ums Essen. Es ist viel Willen gefragt, sein Vorhaben auch durchzuziehen. Wie so oft – mit der Zeit wird es besser. Und nach drei bis vier Tagen war der Körper auf die Situation eingestellt und verlangte nicht mehr fortwährend nach Nahrung. Stattdessen entstand ein neues Hochgefühl, das schwer zu beschreiben ist. Ich fühlte mich leicht wie eine Feder und einfach durchweg optimistisch.

Klar, die in Kuren beschworenen Folgen machten sich bemerkbar. Magen und Darm waren entschlackt und leer, die Prozesse der Entgiftung von innen waren am Werk. Andere fühlen wohl nichts dergleichen. Auf jeden Fall, und das war interessant, änderte sich meine Einstellung zum Essen. Ich werde nie vergessen, wie unfassbar widerlich mir auf einmal ein Aufenthalt bei McDonald's erschien und wie sehr ich nach bestimmten Lebensmitteln lechzte. Soweit ich mich erinnere, schafften es krustiges dunkles Bauernbrot, geräucherter Schinken und Nektarinen in die Top drei. Frische Lebensmittel aus allen Makronährstoffen. Das, was der Körper tatsächlich brauchte. Ich hatte ihm eben ausnahmsweise einmal zugehört. Wenn der Alltag wieder eintritt, verliert sich manches auch wieder, aber dies war eine sehr prägende Erkenntnis für mich. Was wir nämlich wirklich brauchen – oder eher wollen –, ist nicht das, was der Kopf uns sagt.

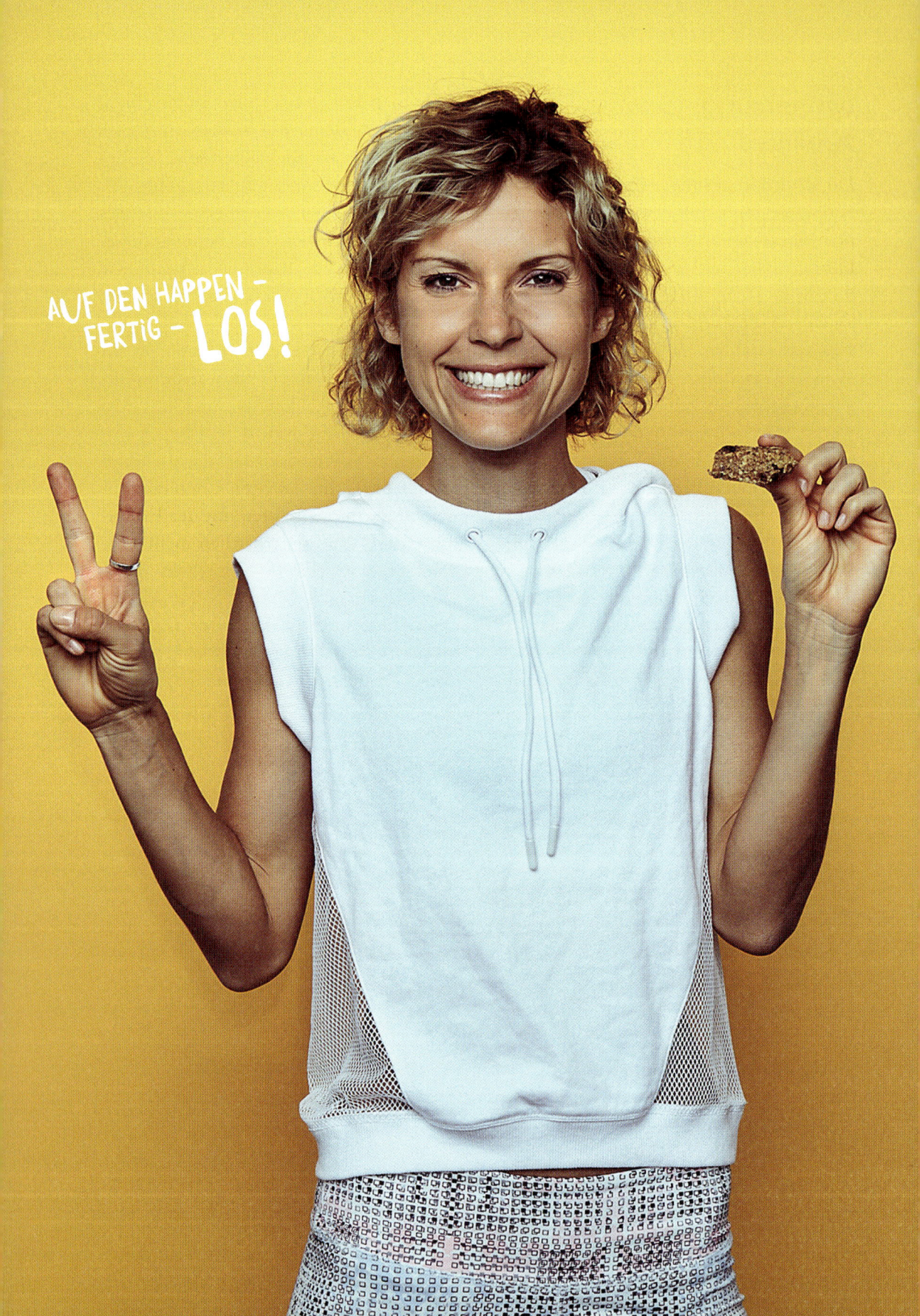

AUF DEN HAPPEN –
FERTIG – LOS!

Schnell und günstig – aber gesund!

Dir schmeckt gesundes Essen und du bist bereit, das täglich in deinen Ernährungsplan einzubauen? Es bleiben aber weitere Hindernisse: Geld und Zeit. Damit diese Faktoren dein Vorhaben nicht sofort wieder in die Kiste »gute Vorsätze« verschwinden lassen, habe ich einige Tipps. Was die Preisfrage angeht, musst du dich grundsätzlich fragen: Was ist dir Essen wert? Dazu musst du den Mehrwert möglichst selbst einmal gespürt haben. Damit meine ich, dass du nachhaltig merkst, dass es dir mit bestimmten Lebensmitteln bessergeht als mit anderen. Wir wissen alle, dass Gesundes besser ist als Ungesundes. Es aber auch körperlich zu merken ist etwas anderes. Wenn du spürst, dass du statt der üblichen Pasta mittags oder dem Döner an der Ecke mit einer ausgewogenen, leichten Mahlzeit besser durch den Tag kommst, bist du einen essenziellen Schritt weiter. Dann hast du verstanden, dass es tatsächlich besser für deinen Körper ist und dir im Alltag hilft.

Ich habe mal ein »Clean Eating«-Restaurant besucht. Dort gibt es keinerlei behandelte Zutaten. Alles ist frisch und natürlich. Lecker war es trotzdem, und dazu lag die durchaus große warme Mahlzeit nicht im Magen, ich fühlte mich stattdessen von innen wesentlich besser und voller Tatendrang. Das sagten alle Freunde und Bekannten verschiedenen Alters und unterschiedlicher Vorlieben, mit denen ich seitdem dort war. Also: Erkenne für dich selbst den Unterschied, und je nachdem, wie aussagekräftig er ausfällt, wirst du auch bereit sein, für Lebensmittel etwas mehr auszugeben.

Ich glaube, jeder von euch kann eins der folgenden Beispiele bestätigen: In der Mittagspause deines langen Arbeitstages muss es die überbackene Lasagne sein, aber danach fühlst du dich schlapp und bist lange unkonzentriert. Du isst abends spät nochmal eine warme Mahlzeit und gehst danach ins Bett. Du schläfst schlecht, weil dein Körper mit Verdauen beschäftigt ist. Oder du leerst noch schnell die Packung Eiscreme, obwohl danach das Laufen mit der Freundin ansteht und du natürlich nicht mithalten kannst wie sonst, weil dir dabei schlecht wird.

Das willst du nun ändern und schaust fortan auch mal auf dem Markt vorbei und orientierst dich im Supermarkt an frischen regionalen und Bioprodukten. Oft wird es auch nicht teurer, wenn wir selbst kochen. Was uns zum Zeitproblem bringt: Wer hat schon noch Zeit dazu? Und gesund kochen und essen ist eine längerfristige Angelegenheit, als die Pizza in den Ofen zu schieben.

Dabei heißt es mal wieder: Planung ist das halbe Leben. Bei einem großen Wocheneinkauf kann viel besorgt und für die Woche vorgeplant werden. Manches lässt sich zweimal verwerten (z. B. Couscous mit Zitrus-Hähnchen, das wir zwei Tage später zum kalten Couscous-Salat mit Avocado, Schafskäse und getrockneten Tomaten weiterverarbeiten können). Wenn du in größeren Mengen einkaufst, wird es automatisch günstiger. Die größeren Mengen können vorgekocht und über die Woche verteilt gegessen oder zum Teil auch eingefroren werden. Seit meiner Schulzeit bin ich zudem ein Freund davon, sich Essen für unterwegs zuzubereiten. Das spart auf Dauer auch eine Menge Geld. Brote oder eigene Riegel eignen sich dazu natürlich am besten. In der Studienzeit bediente mein Brotbackautomat die ganze Wohngemeinschaft. Schnell, einfach und lecker. Und dazu duftete morgens dank Zeitvorwahl die gesamte Wohnung gratis wie eine Bäckerei.

Kochen muss kein Zeitschlucker sein. Es kann auch zusätzliche Quality Time bedeuten: Das einfache Werkeln kann eine angenehme Ruhephase für den Kopf sein, um über den Tag und seine Geschehnisse oder aufgekommene Probleme nachzugrübeln. Ebenso kann Kochen eine aktive Zeit mit den Kindern darstellen. Ein neues, leckeres Gericht auszuprobieren schafft Gemeinsamkeit und bietet nebenbei auch Möglichkeiten, sich über den Tag auszutauschen. Zeit lässt sich auch an anderer Stelle sparen: durch den Lieferservice von Lebensmitteln oder ganze Lieferkisten. Es gibt immer mehr Start-ups, die neue Rezeptideen haben und die Anleitungen dazu mit den dafür nötigen Lebensmitteln frisch verpackt direkt vor die Wohnungstür liefern. Daneben florieren in den Großstädten längst die Essenslieferdienste. Somit lässt sich auch ohne Kochen und Zeitverlust ein gutes Abendessen bestellen, dann aber auch mit Mehrausgaben.

Ganz ehrlich: In einer stressigen Woche koche ich bestimmt nicht! Aber am Wochenende davor. Vorkochen ist das Stichwort. Einfach mal kurz überlegen, wann mal wieder ein Telefonat mit der Oma ansteht – oder in meinem Fall besonders beliebt: die Bundesliga-Vorberichte nebenbei laufen lassen. Es gibt für jeden passende Möglichkeiten, um Kochen mit etwas zu verbinden und damit Zeit zu sparen und auf entspannte Art mehr als sonst zu schaffen und damit eine größere Zufriedenheit herzustellen.

Für ein schnelles Mittagessen in der Stadt habe ich mehrere Alternativen parat. Die Orte liegen verstreut und ich weiß, was mich erwartet. Flexibilität ohne Ende. Und gleichzeitig kann es natürlich auch als geschäftliches Treffen dienen, und es lassen sich so zwei Dinge auf einmal erledigen.

Ob Müsli to go, geschmierte Brote, selbst gemachte Powerriegel und Smoothies. Es gibt viele Möglichkeiten, um den Hunger unterwegs zu stillen. Ich habe einige Rezeptideen für dich, mit denen ich gut durch den Alltag und von Mahlzeit zu Mahlzeit komme. Vor allem stelle ich dir aber meine »One-Bowl-Strategie« vor:

All in one

Einfach, schnell und total flexibel. Ob Porridge, Salat, Eintopf: Alles zusammenkippen und genießen. Und das schnell, lecker und sehr variantenreich. Eine Basis auswählen und dann weitere Zutaten, Soße, Toppings und Gewürze je nach Belieben aussuchen.

Basis

- mit heißem Wasser erhitzen: Couscous, Reis, Quinoa, Linsen, Kartoffeln, Kichererbsen
- Kokos-/Walnuss-/Leinmehl
- Flocken (Quinoa, Hirse, Hafer)
- Ofen: Kürbis/Kartoffelspalten
- Vollkornbrot
- grüner Salat, Rucola, frischer Spinat
- Proteinpulver
- Chiasamen
- Banane, Mango

Toppings

- Kokosnuss-Flakes
- Feigen
- Saatenmischung
- Acaibeeren
- Aronia, Maulbeeren, Gojibeeren, Cranberries
- Walnüsse, Paranüsse, Mandeln

Zutat 1

- Räuchertofu
- Thunfisch
- Feta
- Schinken
- Hähnchen
- Seitan
- Ei
- Halloumi
- Avocado

Zutat 2

- getrocknete Tomaten
- Steinobst
- Beeren
- Gemüsesticks (Karotte, Gurke, Radieschen, Tomaten, Paprika)
- Aubergine, Zucchini, Pilze
- Erbsen, Mais
- Artischocken, Rote Bete
- Grünkohl

Soße

- Suppe frisch (Tomate, Karotte-Ingwer, Kürbis-Kokos etc.)
- Gemüsebrühe
- Nussmus
- Pflanzenmilch (Kokos, Mandel, Hafer)
- Agavendicksaft, Kokosblütensirup
- Tahini
- Dressing (Chili, Zitronen etc.)

Gewürze

- Matcha
- Maca-Pulver
- Kurkuma
- Zimt, Vanille
- Kaffee, Kakao
- frische Petersilie, Minze, Rosmarin, Koriander
- Ingwer
- Weizengraspulver

Beispiele One-Bowl-Food:

warm: rote Linsen, Hähnchen mit schwarzem Sesam, saisonales Ofen-gemüse mit Kokos (gut ausgeglichene Basic-Mittagsmahlzeit)

warm, vegetarisch: Quinoa, geröstete Auberginen à la Baba Ganesh, Kräuter-Rucola-Salat mit Tomaten und Balsamico-Dressing

kalt, Sommer: Hirse, Artischocken, Erdbeeren, Edamame, Avocado mit süßem Chili-Zitronen-Dressing und Pistazien (typische KH-arme Abend-mahlzeit)

kalt, Winter: Salat aus Süßkartoffeln, Feigen, Kichererbsen; Spinat-Granat-apfel-Salat und Tahini-Dressing

Eintopf: Karotte-Ingwer-Kokos-Suppe, Ziegenkäse-Topping, selbst gemachtes Kürbisbrot

Smoothie Bowl, Grundrezept: Banane, 250 g gefrorene Früchte, 150 ml Hafer-/Mandelmilch, Spritzer Zitronensaft oder 1 TL Kakaopulver, plus Toppings

Hafer Bowl, Grundrezept: 50 g Haferflocken, 100 ml Wasser, 100 ml Hafermilch, etwas Zimt, etwas Bourbon-Vanille, Agavendicksaft, dazu nach Gusto 1 TL Chiasamen/Flohsamen/Quinoa-flocken, plus Toppings (klassisches Basic-Frühstück)

Smoothie: Mandelmilch, Kurkuma, Orange, Mango/Acai, Banane, Kokosmilch, Blaubeeren, Vanille-Proteinpulver

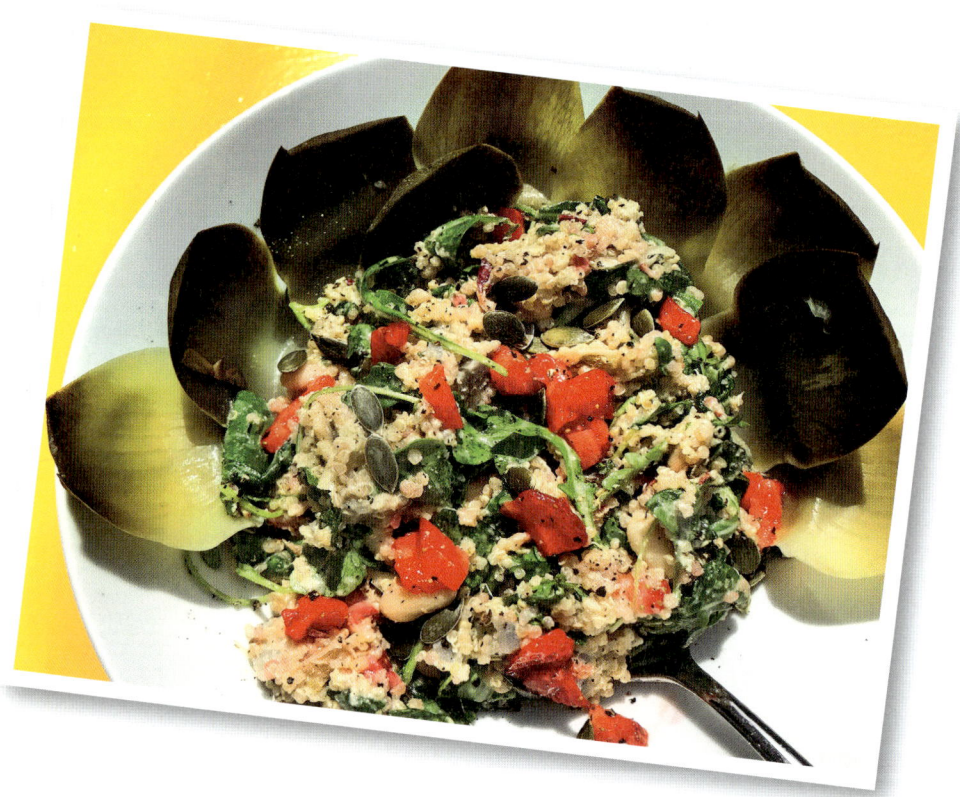

Eier+Banane-Pancakes:

DIE PERFEKTE SCHNELLE NUMMER NACH DEM WORKOUT!

1 Banane, 1 Ei, evtl. 1 Prise Zimt/
Vanille/Kakaopulver

Banane zerdrücken, Ei dazu, beides miteinander verquirlen und in einer Pfanne mit heißem Kokosfett schnell von beiden Seiten anbraten. Pur genießen oder mit frischen Früchten und Quark oder mit Nussmus.

Kürbisbrot:

BROTZEIT FÜR DIE MITTAGSPAUSE.

500 g Dinkelmehl, 1 Päckchen Trockenhefe, 1 (ca. 50–70 ml) Schuss Sprudelwasser, 1–2 TL Salz, 1 TL Leinöl (oder auch Sonnenblumenöl), Pfeffer, Muskat, Kürbiskerne nach Belieben, 300 g Kürbisfleisch (ich empfehle Hokkaido), fertig gedünstet, püriert und abgekühlt

Alles nach und nach zusammenmixen, das Kürbisfleisch als letztes. Teig eine halbe Stunde ruhen lassen, dann noch einmal gründlich kneten, in eine Kastenform oder auf einem Backblech auslegen. Ggf. weitere Kürbiskerne darüberstreuen. Mit einem scharfen Messer der Länge nach 1 cm einschneiden. Im vorgeheizten Backofen Ober-/Unterhitze bei 180 Grad, 30 Minuten backen.

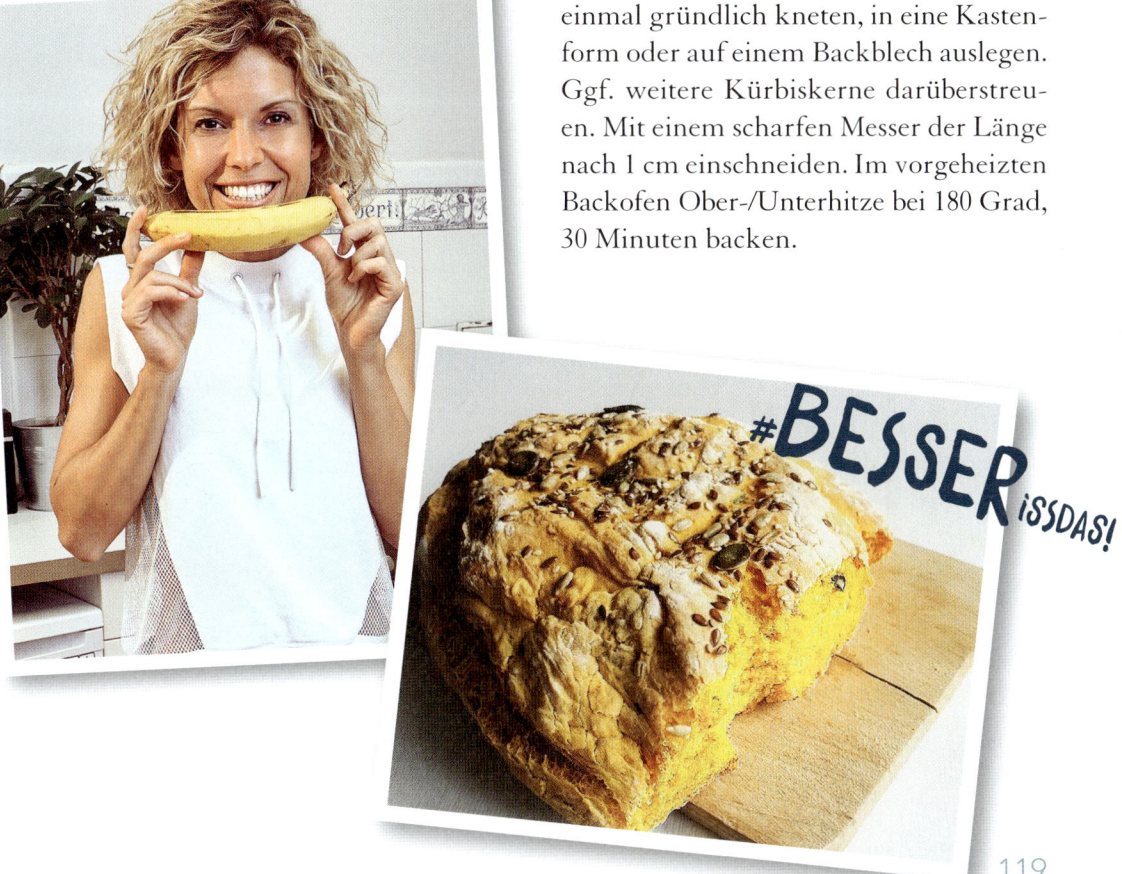

#BESSER iSSDAS!

119

Süßkartoffel-Brownies:
DAS LECKERE UND GESUNDE NASCH-HIGHLIGHT.

150 g Süßkartoffeln, gekocht,
50 g Walnussmehl, 30 g Proteinpulver
(oder mehr Walnussmehl),
100 ml Mandelmilch, 20 g Kokosmus,
30 g Agavendicksaft, 50 g ungesüßte
Kakaonibs, 50 ml Sprudelwasser

Alle Zutaten bis auf die Kakaonibs verrühren. Mit Mehl oder Flüssigkeit variieren, bis der Teig fluffig ist. Zusammen mit den Kakonibs vermengen und im vorgeheizten Backofen in einer flachen Backform bei 180 Grad ca. 25 Minuten backen.

Eiweißriegel:
UNTERWEGS BESTENS VERSORGT.

60 g Vanille-Proteinpulver,
50 g Reismehl, 80 gemahlene Mandeln,
30 g Kokosmehl, ½ TL gemahlene
Vanille

Alle Zutaten mit der Küchenmaschine oder in einer Schüssel mit dem Schneebesen gut verrühren. Den Teig in einer flachen Form oder auf einem Backblech mit Backpapier verteilen und glatt streichen (Höhe 2–4 cm). Im vorgeheizten Backofen bei 160 Grad Ober-/Unterhitze 15–20 Minuten backen. Danach in Streifen schneiden.

Vegane Protein-Bars:
ALLTAGS-POWER!

250 g Cashewkerne, 10 Datteln,
100 g Protein-Crispies,
50 g Kokoschips, 1 TL Kokosöl,
Bourbon-Vanille

Die Cashewkerne in einem Mixer mahlen. Die Datteln dazugeben und zu einer klebrigen Masse verarbeiten. Crispies, Chips, Öl und Vanille dazugeben und alles durchmixen, dann in einer flachen Form oder auf einem Backblech verteilen (Höhe 1–2 cm). Alles für eine gute Stunde in das Gefrierfach geben, danach in die gewünschte Form schneiden und nach Belieben mit weiteren Chips verzieren.

Eis:
FRÖHLICHER NACHTISCH

3 gefrorene Bananen, Agavendicksaft/1 TL Kokosblütenzucker,
1 Schuss Kokosmilch, 1 TL Kakaopulver

Erst die Bananen in einem Mixer ordentlich pürieren, sodass sie eine cremige Masse ergeben. Den Rest der Zutaten dazugeben, in eine Schüssel füllen und mit frischen Beeren (Brombeeren, Himbeeren, Erdbeeren, Johannisbeeren)/Kakaonibs/Kokosflakes garnieren.

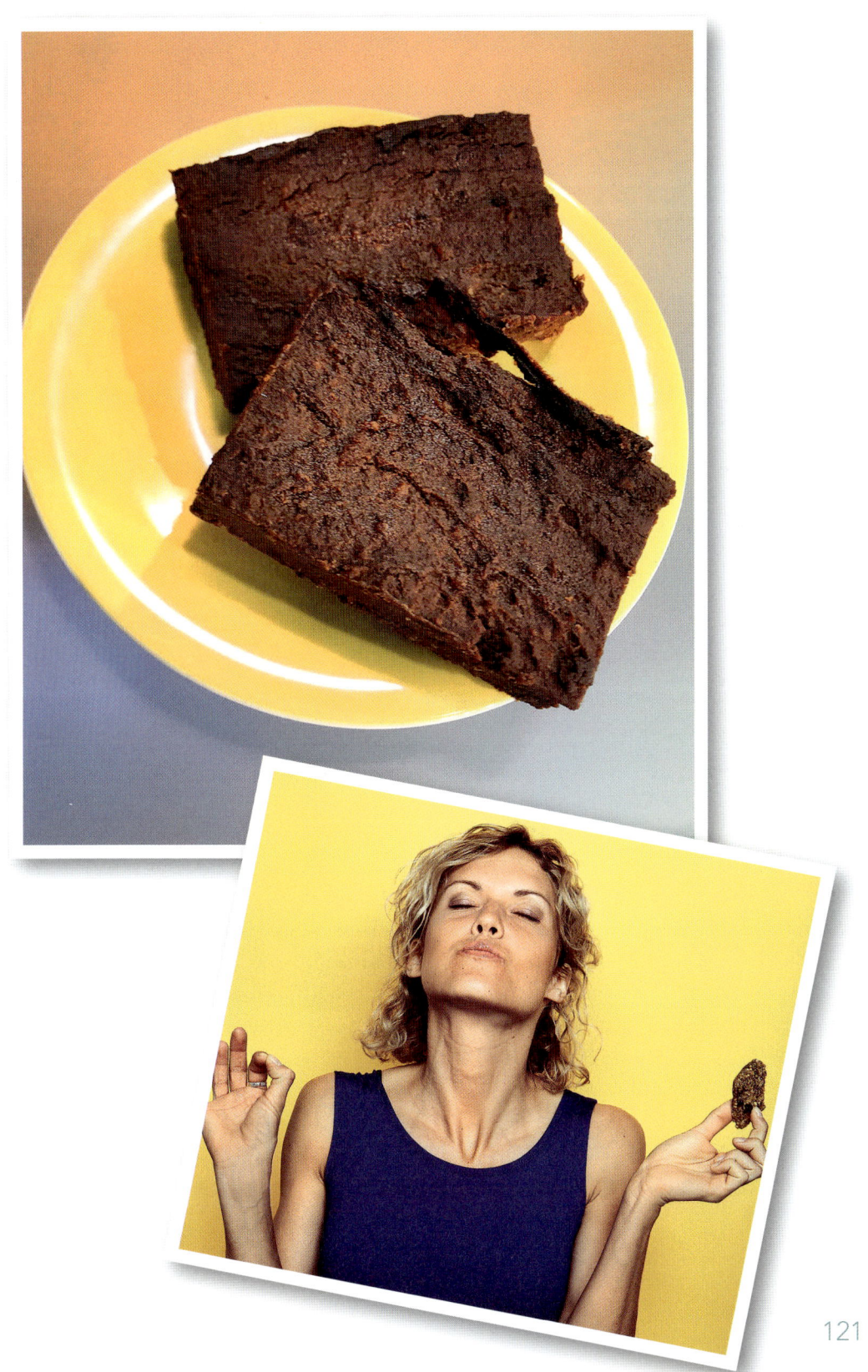

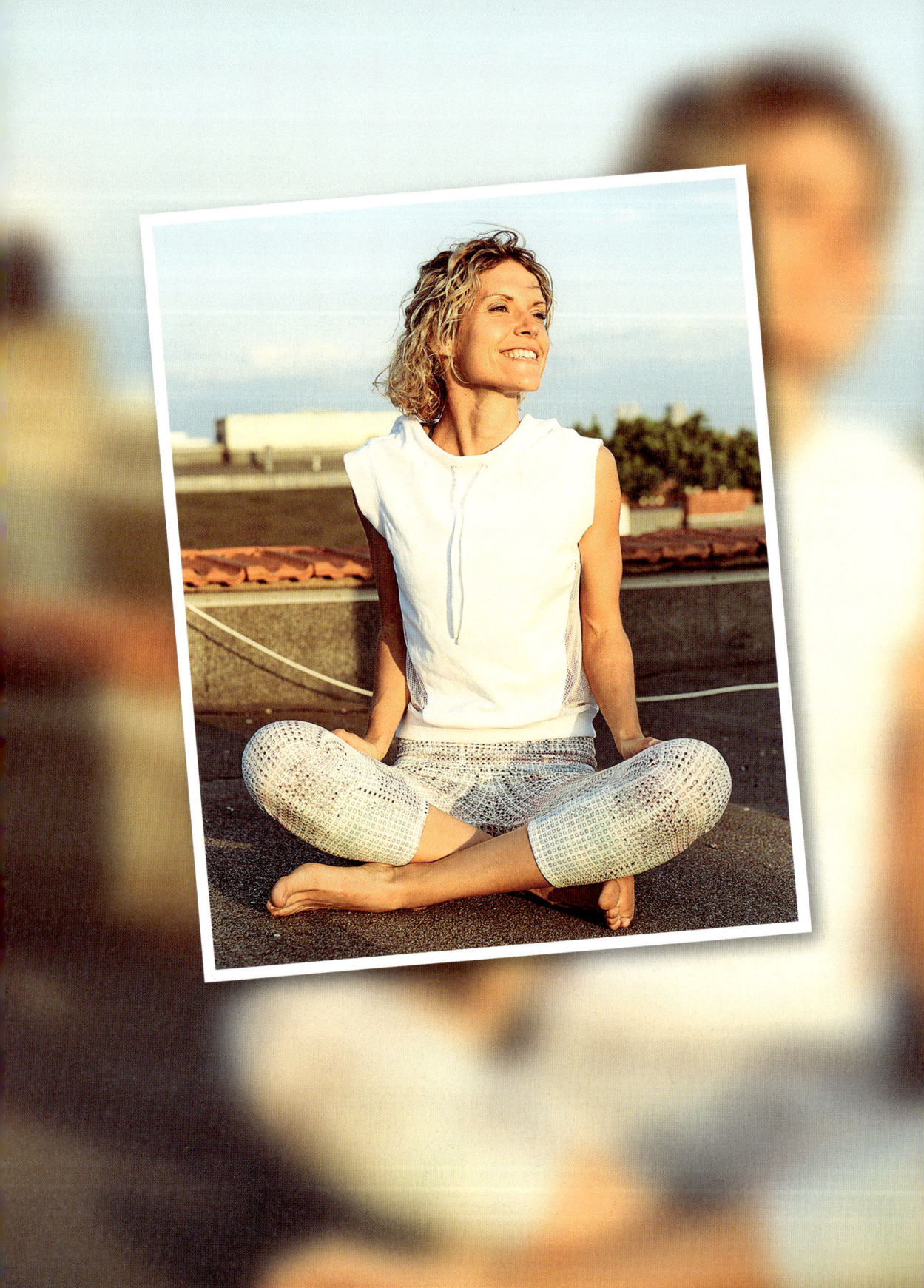

KAPITEL 4

SOFTSKILLS

Pläne und Strategien sind nicht alles. Dein Körper muss auch mitspielen wollen. Du benötigst einen Weitblick, und der richtet sich nach innen. Ich zeige dir, wie du mit einer inneren Ausgeglichenheit lange fit und fröhlich bleibst.

UP AND DOWN

Hallo – noch da? Dein Kopf schwirrt nur so vor GLA, Skorpion und Sympathikus, Flattering Kicks und Makronährstoffen. Und du denkst verwirrt: Hui, vielleicht doch mehr Aufwand als gedacht? Ja, vielleicht, aber: Es ist alles Kopfsache! Das ist so banal wie wahr. Und diesem Kopf sagst du: Wenn aller Anfang schwer ist, wird auch danach alles einfacher!

Ich habe mir ein paar Gedanken gemacht, was du noch – nachdem du schon so weit gekommen bist – brauchst, um richtig durchzustarten. Ich will dich auf die Ups und Downs vorbereiten. Du wirst Hoch- und Tiefphasen haben. Wie auch sonst im Leben geht es manchmal bergauf und manchmal bergab. Nur so wird die Sache rund. In diesem Kapitel bekommst du Input, wie du richtig Gas geben und deine Ziele motiviert angehen kannst. Gleichzeitig zeige ich dir aber auch, wie wichtig das Bremspedal in deinem Alltag ist und wie du es wann einsetzen solltest. Ich nenne es deine *Softskills*.

Mit kleinen Schritten hoch hinaus

Vor meinen Tipps und Tricks möchte ich aber gern noch einen Abstecher machen und dir von einem Ereignis erzählen. Es verdeutlicht, was alles möglich ist. Sogar wenn wir selbst nicht mehr daran glauben. »Ich habe gemerkt, dass meine Grenzen gar nicht meine Grenzen sind.« Das sagte mir ein befreundeter Radfahrer, und er erzählte mir eine Geschichte, die mir unter die Haut ging.

Er fährt passioniert Rad, wenn es ihm der anspruchsvolle Job erlaubt. Einmal wollte er den Radmarathon mitmachen und nahm sich vor, unbedingt ins Ziel zu kommen. Beim Radmarathon handelt es sich um ein anspruchsvolles Eintagsrennen mit dem Rennrad durch die Ötztaler Alpen mit insgesamt 5500 Höhenmetern. Dafür hatte er sich gut vorbereitet. Und trotzdem, am letzten großen Anstieg ging auf einmal nichts mehr. Krämpfe, die nicht weggehen wollten. Im Kopf hatte er bereits mit dem Rennen abgeschlossen. Es sollte nicht sein, es ging einfach nichts mehr. So sehr er wollte, der Körper sagte Nein, und der Kopf hatte es verstanden und akzeptiert, auch wenn er so gerne gefinished hätte.

Ein ehemaliger Profi, der gerade im Feld an ihm vorbeiradelte, hielt an und baute ihn wieder auf. Und zwar indem er einfach nachfragte, wie es ihm denn ginge. Er fand leise Töne und ermutigte ihn: »Versuch dich doch einfach mal heranzutasten. Jetzt hast du nichts mehr zu verlieren. Hier rumsitzen ist doch doof. Geh einfach einen Schritt weiter als bisher, und wenn das klappt, dann geh den nächsten Schritt. Und schau einfach mal, wie sich das anfühlt.«

In der Folge gingen die beiden ein Stück weit den Berg hinauf. Dann meinte der

Profi, wenn man gehen kann, dann kann man auch langsam Rad fahren. Und so stiegen sie letztendlich auf und pedalierten etwas schneller als Schrittgeschwindigkeit. Auch das ging. Der Radfahrer merkte, dass er sich durch diese ganz kleinen Schritte wieder selbst aufbaute, die Krämpfe wegblieben und stattdessen der Glaube zurückkam, es doch schaffen zu können.

Er schaffte es und kam ins Ziel, zwei Stunden später als geplant. Doch es gab kaum Unwichtigeres an diesem Tag. Statt einer Zeit oder Platzierung hatte er viel mehr erreicht. Er hatte sein Bewusstsein geöffnet und war zu einer Erkenntnis gelangt, die ihn sein weiteres Leben prägen wird. Nämlich: Wenn du selber denkst, dass es für ein Problem keine Lösung gibt, so wie es dir deine Erfahrung aufzeigt, dann heißt das nicht, dass dem so ist. Du kannst deine Leistungsgrenze verschieben. Indem du kleine Schritte machst, kannst du am Ende das große Ganze erreichen. Der ehemalige Profi hatte ihm Mut gemacht, herauszufinden, wo diese Grenze wirklich war.

Nun wollen du und ich nicht die gleiche Herausforderung wie der Radfahrer bestreiten. Darum geht es auch gar nicht. Im Großen wie im Kleinen, in körperlich extremen Situationen wie in den täglichen Trainings ist dein Kopf mit entscheidend. Und du selbst kannst beeinflussen, in welche Richtung er das tun soll. Das möchte ich dir hier mitgeben.

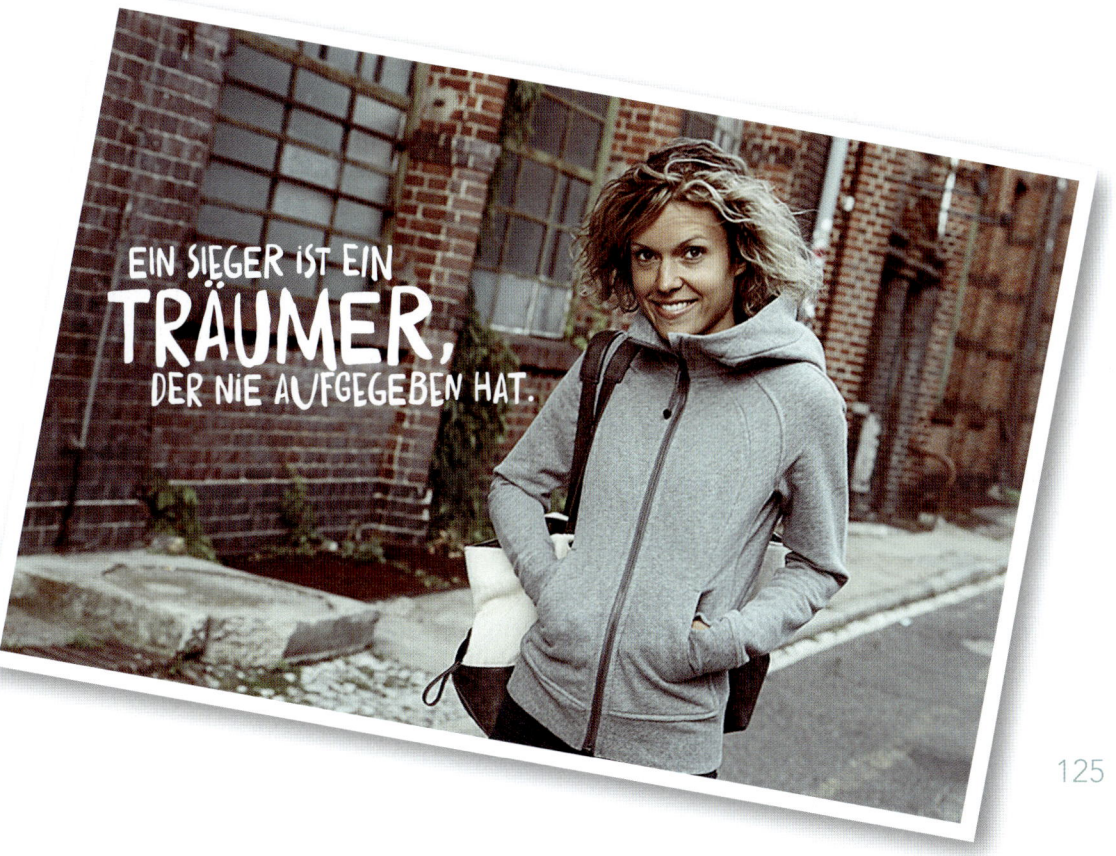

EIN SIEGER IST EIN TRÄUMER, DER NIE AUFGEGEBEN HAT.

TIPPS UND TRICKS GEGEN DEN SCHWEINEHUND

Und es gibt weitere Tipps, um unseren Kopf zu überlisten, wenn er sich mal querstellt. Ich sprach von deinem Weg, der mal hoch- und mal runtergeht. Wenn du gerade eine Phase hast, in der es eher runtergeht, dann habe ich hier ein paar Kniffe für dich. Zunächst schmunzle einmal über dich. Ja, über dich selbst. Wie oft gaukeln wir uns selbst etwas vor, warum wir ein Etappenziel/eine Aufgabe heute nicht erledigen und verschieben müssen, obwohl es in Wahrheit einfach an der notwendigen Motivation fehlt? In den folgenden Ausreden wirst du dich sicher wiederfinden.

JA, ABER ...

ICH FANGE MORGEN AN * ES REGNET * MEIN FAHRRAD HAT EINEN PLATTEN * ICH BIN VON DER ARBEIT VIEL ZU MÜDE * ICH BIN SCHON VERABREDET * ICH HABE ZU WENIG GEGESSEN * ICH KANN DIE KINDER NICHT ALLEIN LASSEN * HEUTE LÄUFT MEINE LIEBLINGSSERIE * ICH HABE KEINE ZEIT * MEINE SPORTBEKLEIDUNG IST IN DER WÄSCHE * DAS STUDIO IST ZU WEIT WEG * DIE SONNE SCHEINT * ES IST ZU KALT * DAFÜR BIN ICH SCHON ZU ALT * ICH HABE SCHLECHTE GENE * ICH HABE KOPFSCHMERZEN * ICH BIN MÜDE * ICH SCHAFFE DAS NICHT * ES IST ZU WINDIG * ICH HABE EINE SCHWACHE BLASE * ICH SCHWITZE NICHT GERN * MEIN AUTO IST KAPUTT * ICH HABE ZU VIEL GEGESSEN

Was ich dir aufzeigen will: Manchmal brauchen wir trotz Spaß an der Sache die Extraportion Motivation. Du kennst das: Es gibt Tage, an denen man nicht so recht hochkommt; als wenn einem jegliche Bewegungsfreude genommen wurde. Umso besser ist es aber, wenn du es trotzdem schaffst! Such dir den Extrakick, der dich auf die Beine und zum Sporteln bringt.

Extrakick

Mach zum Beispiel auf dem Sofa liegend eine Playlist an, die du magst und die dich motiviert. Wenn du keine eigene hast, findest du im Internet oder über Streaming-Musikdienste schnell etwas: Fit mit Beat, Workout-Motivation etc. lauten die Schlagwörter. Auf die Ohren damit und am besten dabei schon umziehen. Den größten Schritt hast du dann schon geschafft, und die Freude nach dem Training ist an einem solchen Tag besonders groß. Such dir in solchen Phasen einen, der dich mitzieht: der fleißigere Arbeitskollege oder der Trainer im Fitnessstudio, der am lautesten motiviert und trotz Anstrengung einfach nie sein begeisterndes Lachen verliert – was dich in dem Moment vielleicht auf die Palme bringt, aber am Ende auch zum Erfolg.

Manche (Frauen) bekommen einen Motivationsschub durch neue Klamotten. Shoppen fürs Schwitzen! Wenn das neue Top dich zum regelmäßigen Sport bringt: super! Ab ins Outlet. Motivation durch Belohnung lässt sich auch auf unzählige andere Sachen anwenden: Nach dem Workout wartet zu Hause dein Lieblingsgericht, nach dem härtesten Training der Woche gönnst du dir die letzte Folge deiner Lieblingsserie, nach deinem ersten erfolgreich absolvierten Trainingsblock löst du den Beauty-Gutschein deiner Freundin ein o. Ä.

Eine weitere Abhilfe: Ziele abstecken. Setze dir Vorgaben, die auch im Bereich des Möglichen sind. Das kann eine bestimmte Kursanzahl in einem Quartal sein, eine gelaufene Kilometerdistanz pro Woche, ein bestimmtes Gewicht nach einem halben Jahr. Melde dich zu einem Wettkampf an, der dich interessiert und fordert. Tritt in Laufgruppen, Vereine oder andere Sport-Communities ein,

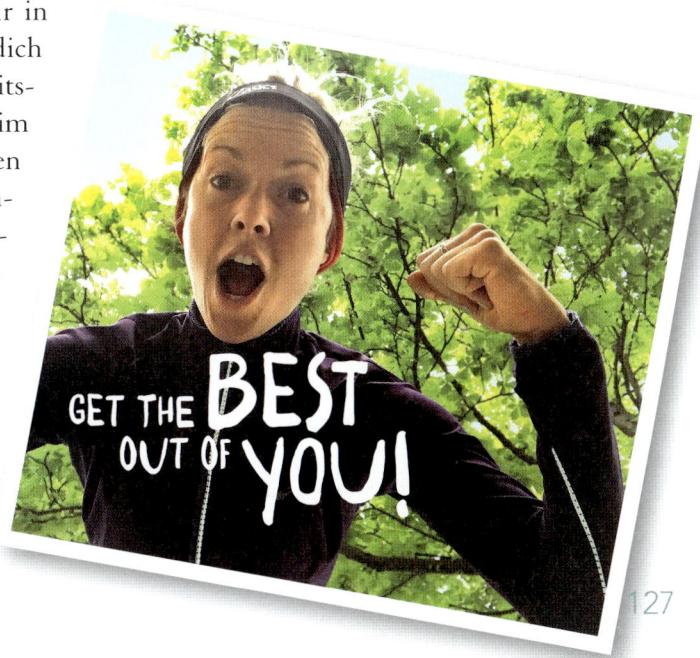

wenn dich das Umfeld auf Dauer besser mitzieht. Schicke Freunden über passende Sport-Apps deine Workouts und vergleicht euch und eure Ziele. Mach dich und dein Tun transparent. Umso weniger läufst du vor dir selbst davon.

Setz dich unter Druck: Geh den langen Fitnessvertrag ein oder kauf die 10er-Karte (Achtung, nur wenn du auch der Typ bist, der eine solche Art von Herausforderung umsetzt; andernfalls ist das leider oft rausgeschmissenes Geld). Melde dich für den Marathon nächstes Jahr in deiner Heimatstadt an. Oder verbinde es im Ausland zusammen mit deinem Familienurlaub. Bring dich in Situationen, aus denen du nicht so leicht herauskommst. Dann denkst du auch gar nicht erst darüber nach, sondern konzentrierst dich auf dein Training. Und wenn alles zäh und schwierig bleibt oder bei dir weder Mucke noch Belohnung noch Konkurrenz helfen: Gewöhnung hilft sicherlich! Die Zeit vereinfacht dir jedes Training und jede Überwindung. Mit jedem Mal wird es einfacher, weil es alltäglicher wird. Lass kein Training aus und zieh es durch, umso schneller gewöhnst du dich daran und es ist eine ganz normale Sache wie das Zähneputzen am Morgen.

Stay tuned

Und so sportelst du los, verfolgst deine Strategien und bist zufrieden mit dir und deiner Fitness. Wunderbar! Achte nur darauf, dass selbst bei diesem Optimalzustand irgendwann die Abnut-

zung eintritt. Du kannst eine Passion auch zu intensiv betreiben und irgendwann wandelt sie sich ins Gegenteil. Und »Couch-Potato« ist nicht unser Ziel. Damit du nicht wieder bei Punkt eins anfangen musst, setz auf Variation und halte immer Ausschau nach neuen Herausforderungen. Du veränderst dich. Sporttrends verändern sich andauernd. Neue Impulse und veränderte Routinen halten dich frisch und motiviert und helfen neben dem Kopf auch dem Körper. Bei einem Training ohne neue Impulse stellt sich der Körper irgendwann darauf ein und du erzielst nicht mehr die gleichen gewünschten Resultate.

In meinem ersten Fitnessstudio bin ich anfangs mit Laufen und Langhanteltraining gestartet, habe dann vermehrt Deepwork gemacht (eine cardiolastige Stunde mit Übungen aus dem Yoga), kam dann zum Spinning, dann Crossfit und dann Yoga. Ich mache alles gern, und alles hängt auch irgendwie zusammen. Aber ich habe über die Jahre noch nie das Gefühl gehabt, dass es langweilig wird, und finde immer neue Herausforderungen.

Auch was die Tageszeit des Trainings angeht, kannst und solltest du durchaus variieren. Der richtige Mix zwischen Routine und Change ist immer hilfreich. Durch neue Einflüsse stumpft man nicht ab und hat trotzdem immer wieder eine bekannte Einheit vor sich, auf die man sich freuen und einstellen kann. Ich bin von meinem Energiefluss her eher der Abendsportler. Wenn es sich einrichten lässt, trainiere ich also am Ende vom

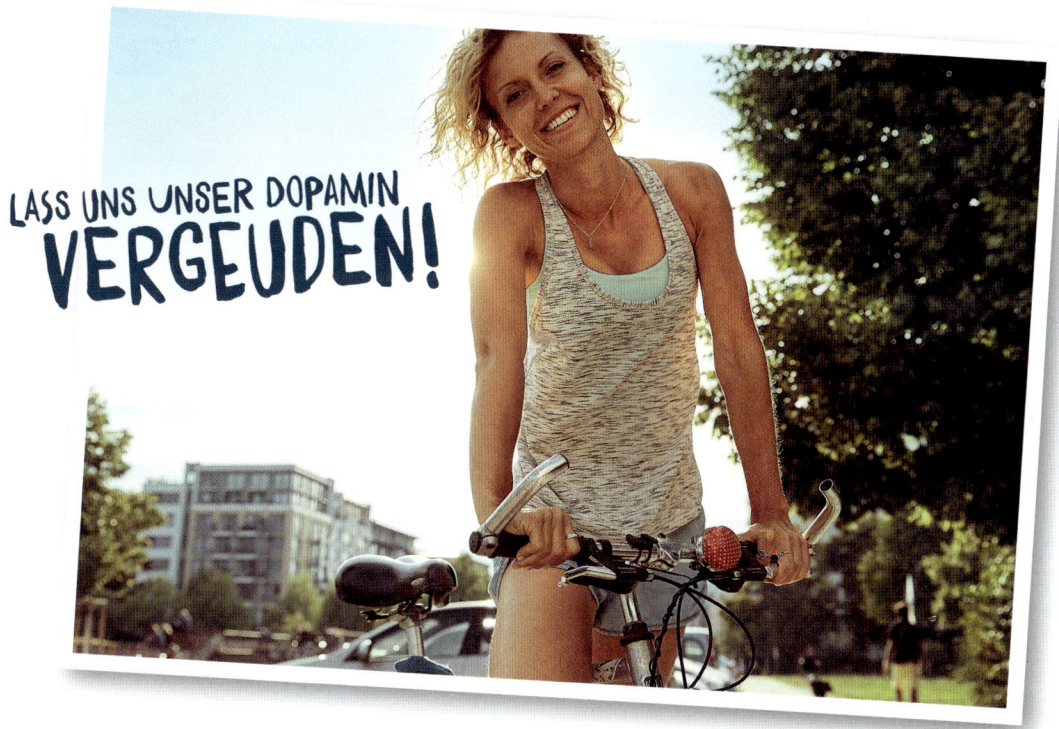

LASS UNS UNSER DOPAMIN
VERGEUDEN!

Tag, verarbeite diesen und fahre danach auf der Couch runter. Das geht vielen so. Andere starten lieber morgens und genießen den Rest des Tages die erarbeitete Endorphinausschüttung. Ein langer Bürotag sitzt sich nach einer anstrengenden Sporteinheit am Morgen auch viel besser. Probier das und dich immer mal wieder aus!

Das große Ganze

Es läuft trotz richtiger Trainings- und Ernährungsstrategie nicht? Mehr noch, deine Leistung wird immer schlechter und du kannst es dir einfach nicht mehr erklären? Nicht den Kopf in den Sand stecken! Manchmal liegt der Fehler nicht an einer richtigen oder falschen Strategie oder einer zu stressigen Arbeitsphase. Pack deine Spürnase aus! Und tappe nicht in die Falle, dir einfach Supplemente (Kap. 3) einzuwerfen. Dazu gibt es heutzutage ein Riesenangebot. »Bessere Regeneration, schneller fit und schlank werden dank neuer Wunder aus dem Labor.« Glaube nicht an diese Marketing-Versprechen, sondern an dich! Manchmal muss man einfach nur einige Schritte zurückgehen und das große Ganze anschauen. Und dabei Geduld mitbringen, um den eigenen Körper richtig lesen zu können.

POWER OF LESS

Und nachdem ich dir aufgezeigt habe, wie du auf Trab kommst und das möglichst beibehältst, möchte ich dir gleichzeitig bewusst machen, dass du auch auf die Bremse drücken musst. Das ist meiner Meinung nach noch wichtiger.

Ich glaube, dass wir heutzutage mehr als je zuvor ein Stoppschild in unserer Gesellschaft benötigen. Ein Stopp für Arbeit, Verpflichtungen und all die Tasks, die uns über den Tag verfolgen. Ab einem bestimmten Punkt muss es heißen: Hier geht's für dich nicht weiter. Ab hier beginnt die Zeit für dich selbst. Wie auch immer die aussieht. Familie, Hobbys, einfach nichts tun. Das sehe ich zu selten. Es wird immer mehr gefordert und erwartet. Wir beugen uns den Erwartungen und Verpflichtungen.

In einem solchen Umfeld fällt es uns schwer, Nein zu sagen, stopp, bis hierher und nicht weiter. Schließlich gibt es viele andere, die deinen tollen Job gerne hätten. Schließlich haben wir nun mal alle Verpflichtungen. Und ja, wir können uns mehr denn je entfalten und unsere Möglichkeiten nach Gusto nutzen, als das jemals der Fall war. Und genau darin liegt die Gefahr: dass wir immer höher hinauswollen und auf diesen Höhenflügen ganz vergessen, dass wir ab und zu auch mal wieder runtermüssen, um aufzutanken.

Burn-out ist längst ein (fast schon abgenutzter) Begriff. Auf Akzeptanz und Verständnis trifft er jedoch längst nicht.

Schwäche passt nicht ins Bild. Aber ich sage dir: Es ist Stärke, das Stoppschild auszupacken! Zu dir und deinem Leben zu stehen und klar zu signalisieren: Bis hierher, aber weiter wird es bei mir nicht gehen. Ich bleibe fit und fröhlich innerhalb meines von mir aufgestellten Rahmens.

Ich möchte nicht kleinreden, dass jeder große, wichtige Verpflichtungen hat, denen er nicht einfach den Rücken kehren kann. Aber es sind kleine Dinge, die bereits helfen. Ebenso ein klares Bewusstsein dir gegenüber und was dein Körper zu leisten imstande ist. Finde deine Stoppschilder im Alltag.

Wer hochfährt, muss auch wieder runter (sonst kommt er niemals an)

Ein eng befreundeter Kollege hat mich einmal tief beeindruckt: Oft arbeitet er nachts gegen 2 Uhr noch seine Mails ab. Er ist beim Fernsehen tätig und hat einfach andere Arbeitszeiten als die meisten. Die späte Uhrzeit bedeutet also nicht, dass er rund um die Uhr arbeitet. Aber genau das suggeriert er, wenn er nun mal um diese Zeit seine Mails verschickt. Um das zu umgehen (und das Prinzip »immer höher, weiter, länger« an Kollegen zu signalisieren), hat er sein Mailprogramm so eingestellt, dass die fertigen Mails morgens um 9 Uhr rausgehen. Richtig so! Gib dem sich schnell drehenden Rad nicht noch mehr Geschwindigkeit, sondern steige bewusst ab und zu aus und kommuniziere das auch so. Du könntest also zum Beispiel folgende Strategie für dich aufstellen: Nach 18 Uhr keine Mails mehr und erst ab 9 Uhr wieder.

Neben Stoppschilder nach außen aufzustellen kannst du vor allem nach innen arbeiten. Ich habe mir über die Zeit ein paar Kniffe angeeignet, und ich möchte dir gerne ein paar Möglichkeiten aufzeigen.

Das Einfachste der Welt: Atme!

»Atme einmal tief durch!« Ein wahrer Klassiker. Bei Anspannung, Stress und Nervosität bekamen wir schon früher von Oma geraten, ein paarmal ruhig ein- und auszuatmen. Es muss was dran sein. Oma hat schließlich immer recht. ;)

Und tatsächlich hilft dir bewusstes Atmen schnell und effizient. Es ist überall und sofort anwendbar. Du folgst einfach eine Zeitlang deiner Atmung und lässt dir ihren beruhigenden Rhythmus aufdrücken. Egal, wie unausgeglichen und hektisch dein Tag ist und deine Gedanken per Dreifach-Salti durch deinen Kopf schwirren: Atmen ist das Erste und Simpelste, was wir gelernt haben. Das lässt sich in jede Situation einbauen. Ein paar Minuten können dich effizienter zu neuer Kraft und neuem Fokus führen als

so mancher Kaffee oder Powernap – je nachdem, wie stark du alles andere ausblenden und dich auf eine Technik konzentrieren kannst. Ein weiterer Vorteil: Du bist danach mehr bei dir selbst als mit profanem Koffeinnachschub. Versuch es einfach mal!

Ich habe ein paar Atemtechniken für dich. Grundsätzlich solltest du in einem stillen Raum und für dich alleine sein. Zur Not tut es aber auch dein Schreibtisch in einem Großraumbüro und du blendest mit ruhiger Musik über Kopfhörer deine Außenwelt aus. Sitzen, stehen, liegen – alle Positionen sind geeignet. Du solltest jeweils darauf achten, eine aufrechte Haltung mit Bodenhaftung einzunehmen und (außer im Liegen) den Rücken durchzustrecken, Kopf oben lassen, Brust rausdrücken, Füße parallel und hüftbreit im Boden verankert (es ist hilfreich, sich vorzustellen, dass dein Kopf wie der einer Marionette an seidenen Fäden Richtung Decke gezogen wird). Solltest du eine liegende Position bevorzugen, dann lege deine Arme links und rechts neben dir ab, öffne die Handflächen nach oben und lass die Füße leicht nach außen fallen.

Basic
Schließe die Augen. Horche in dich hinein. Sei präsent in diesem Moment. Atme über den Bauch ein. Hebe also nicht die Brust, sondern dehne deinen Bauch nach außen. Zähle bis drei und atme wieder aus. Spüre nach, wie sich der Moment anfühlt, wenn alle Luft entwichen ist und

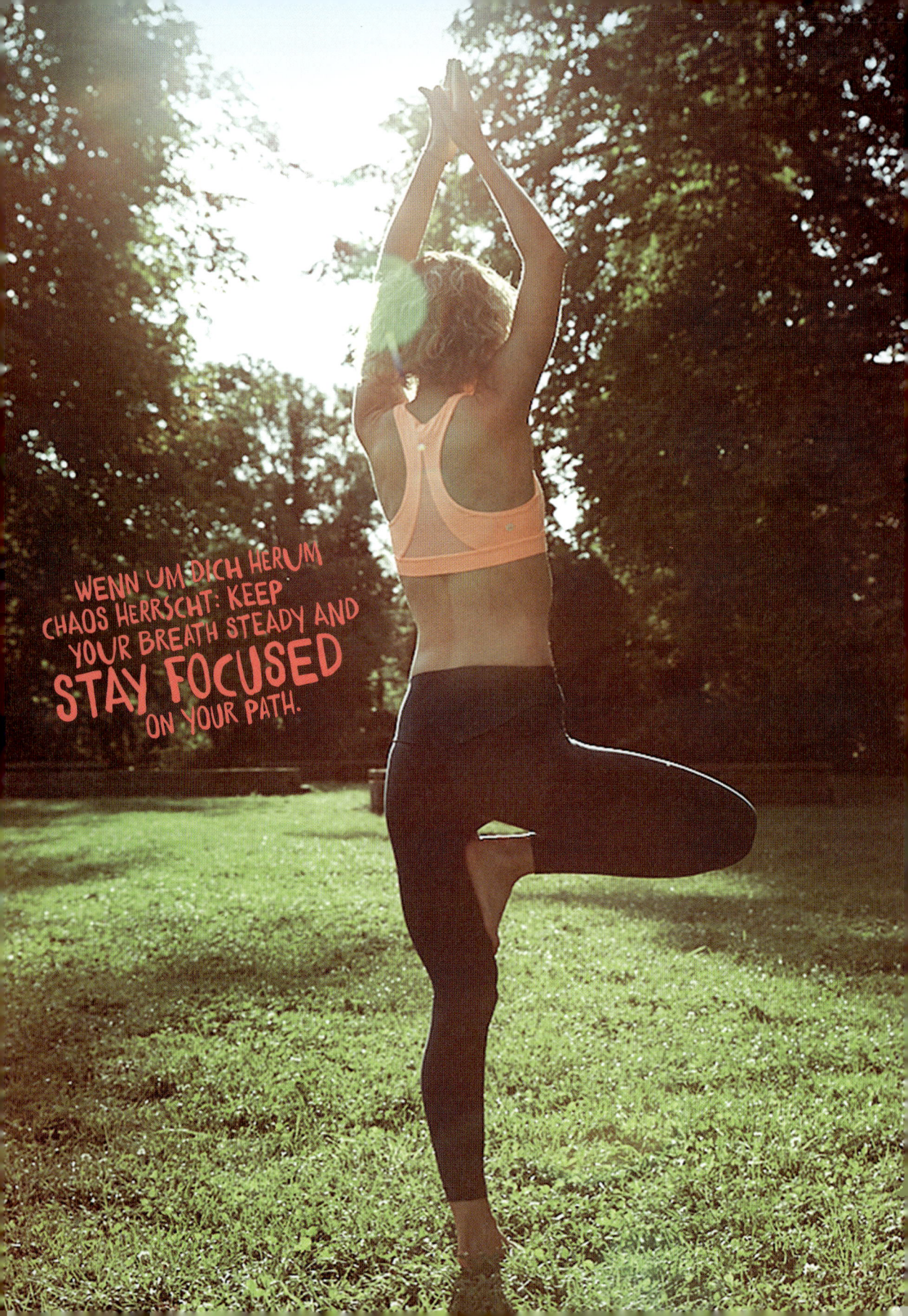

WENN UM DICH HERUM CHAOS HERRSCHT: KEEP YOUR BREATH STEADY AND **STAY FOCUSED** ON YOUR PATH.

bevor dein Körper zum erneuten Einatmen ansetzt. Wiederhole das zehn Mal. Spüre in dich hinein und fühle, was sich verändert hat. Verlängere die Übung nach Belieben.

Plus Geräusche

Intensiviere deine Atemübung, indem du geräuschvoll ein- und ausatmest. Dazu drückst du die Luft langsam und geräuschvoll durch die Nase. Das gelingt, indem du ein wenig Druck erzeugst, und klingt wie ein leises Schnaufen. Folge deinem geräuschvollen Atemrhythmus beliebig lange.

Plus Bewegung

Intensiviere diese Übung, indem du dich während des Atmens in Schwingungen versetzt (funktioniert nicht im Liegen, am besten im Schneidersitz auf einem kleinen Hocker/Block). Beschreibe beim Einatmen einen Halbkreis mit dem Oberkörper über links nach vorne, verharre kurz und atme über rechts nach hinten aus. Wiederhole diese Übung nach Belieben.

Links, rechts

Noch konzentrierter wird eine Atemübung, wenn du das Atmen über das linke und rechte Nasenloch regulierst. Lege dazu deinen Daumen und Zeigefinger rechts und links an deine Nasenlöchern. Schließe mit dem Daumen das rechte Loch und atme über das linke Nasenloch ein. Öffne das rechte, schließe das linke mit dem Zeigefinger und atme über das rechte Nasenloch wieder aus. Atme rechts ein, schließe rechts mit dem Daumen, öffne links und atme aus. Wiederhole diese Übung mindestens zehn Mal pro Seite.

Wenn du die Übungen ausprobierst, dann beobachte zwischendurch doch mal die Stelle zwischen den Augenbrauen. Dort halten wir in Form von Anspannung oft den Stress des Alltags fest. Streiche gedanklich die Falten und den Stress weg, lass es frei. Wenn du mehr in diese Richtung unternehmen magst, empfehle ich dir, einmal einen Meditationskurs zu besuchen oder eine Stunde Yin Yoga zu nehmen. In diesen Fällen lernst du weit über die Atemtechniken hinaus. Ich empfehle dir sehr, es einmal auszuprobieren. Ebenso kannst du eine Traumreise machen. Dazu musst du in keinen Kurs gehen. Hierzu kann ich dir die Audiobücher von Glenn Harrold sehr empfehlen. Auszüge zum ersten Testhören finden sich frei im Internet.

Entschleunigung ist das neue Gasgeben

Ob du nun bis Tagesende deine Ziele erreicht hast oder die Dinge liegen bleiben, eins verbindet uns alle: Jeder hat Stress. Und niemand hat genug Zeit. Es geht immer mehr. Aber das ist nicht entscheidend. Der richtige Mix zwischen Antrieb und Entschleunigung ist es. Zwischen Vollgas und Chillout. So sehr manche Menschen den Extraanschub brauchen, so sehr benötigen andere die Bremse. Zu den Letzteren gehöre ich auch. Es lässt sich nicht alles schaffen, irgendwann muss das Rad einmal stillstehen. Das ist mindestens so wichtig, wie dazwischen schnell zu laufen.

Jeder kennt das: Wir sind heutzutage mobiler, immer und überall unterwegs und dabei online. Es lässt sich vieles verbinden und vereinfachen. Gleichzeitig fehlt aber im Alltag mittlerweile die Zeit, in der man einfach mal stumpf vor sich hin sinniert. Ich werde genauer: Zwei Minuten bis die nächste Bahn kommt? Klasse, die Mail beantworte ich noch schnell. In der Bahn fällt mir ein, dass ich mich doch schon mal um die Fahrt nach Hamburg kümmern könnte. Das ist produktiv, ganz klar. Ich habe aber irgendwann angefangen, mir diese »Sinnierzeit« einzubauen. Zum Beispiel bin ich schon einen halben Tag auf Achse und fahre zum nächsten Termin 15 Minuten mit der S-Bahn. Ich lasse das Handy in der Tasche und schaue aus dem Fenster, weil ich weiß, dass es bei dieser Strecke Schönes zu sehen gibt, und lasse meinen Gedanken freien Lauf. Es kommen mir plötzlich ein, zwei Ideen, die mit dem aktuellen Tag nichts zu tun haben, die mir aber helfen und auf die ich sonst gar nicht gekommen wäre. Zusätzlich bin ich mental erholter und kann bewusster den anstehenden Termin angehen.

Oder wenn du nach einem langen Tag abends mal allein zu Hause sein solltest: Setz dich mit einem Glas Wein aufs Fensterbrett, mach passende Musik und Kerzen an und lass Körper und Kopf ankommen. Wenn Langeweile aufkommen sollte: Buch, TV, Telefon, alles wartet auf dich. Aber vielleicht wandern die Gedanken auch endlich mal frei herum, nachdem sie den ganzen Tag so konzentriert bei der Sache sein mussten. Und vielleicht sagt der Körper nach einer halben Stunde, dass er gerne Ruhe hätte, und dann gehst du eben mal früher ins Bett. Ich nenne es die »unfokussierten Denkphasen«. Das haben Menschen auch gern unter der Dusche oder auf der Toilette. Einen ungeplanten Moment des Nichts. Da kommen oft die besten Ideen für die Lösung eines Problems oder das passende Geburtstagsgeschenk. Das geht mir zumindest häufig so. Probiere es einfach mal!

Laaaangweilig! Was ist das?

Und ich will noch einen Schritt weitergehen: Lerne Langeweile! Ganz im Ernst. Stell alles ab, schließ dich ein und zwinge dich … zu nichts! Ein Gefühl, das mir – und sicher vielen – völlig fremd und dadurch schrecklich vorkommen mag. Aber plane das bewusst und zieh es vor allem durch. Es ist unfassbar schwer, aber eine prägende und wichtige Erfahrung. Es mag besser funktionieren, wenn man zum Beispiel auf Dienstreise ist, da das Umfeld dann ein anderes ist und die Umstellung leichterfällt. Aber es kann auch der Tag sein, an dem die ganze

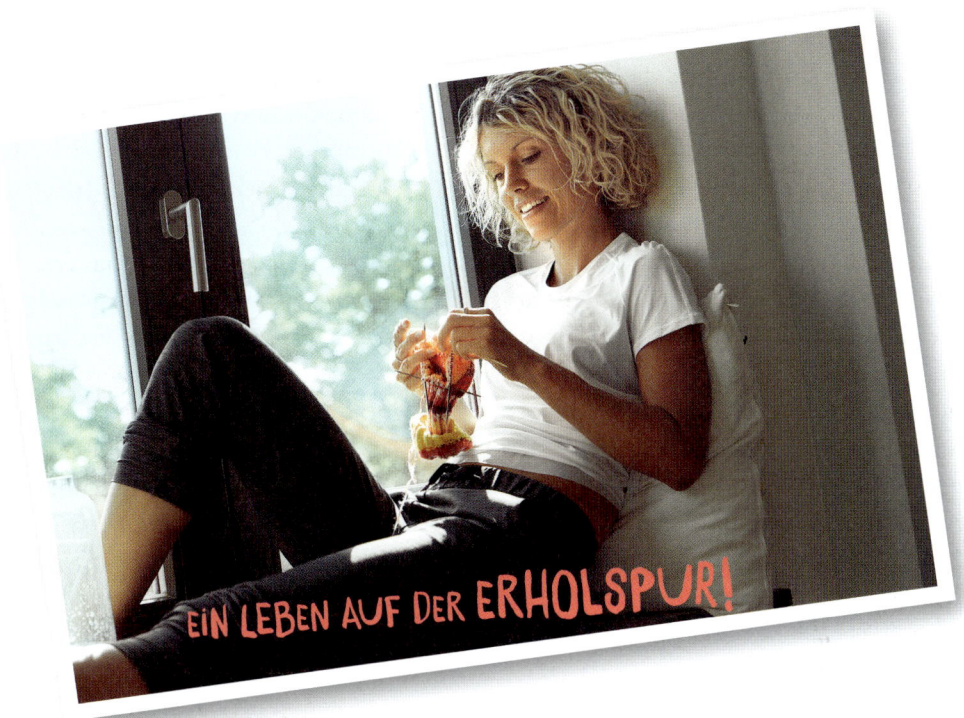

EIN LEBEN AUF DER ERHOLSPUR!

Familie aus dem Haus ist oder in der WG alle zum Feiertag ausgeflogen sind oder das Wetter einfach schlecht ist. Außerdem muss man dafür ausgeschlafen sein – die freie Zeit direkt für einen langen Schlaf zu nutzen, wäre nicht im richtigen Sinne.

Langweile, das kennen wir doch seit unserer Kindheit nicht mehr. Und das Spannende ist, wie man die Zeit dann nutzen mag. Stichwort Kindheit: Ich habe mich an meine erinnert und beschlossen, mal wieder Mandalas zu malen. Das war eine meiner Lieblingsbeschäftigungen. Und wie ich dann festgestellt habe, auch eine, die Erwachsenen gut zu Gesicht steht! Außerdem trägt das Ausmalen zum Entschleunigen und zu einem schnell befriedigenden Gefühl bei: Die Aufgabe des Ausmalens ist einfach zu bewerkstelligen

und man kreiert etwas Schönes. Daneben habe ich während meines Freiwilligen Ökologischen Jahres das Stricken gelernt (ja, der nordfriesische Winter ist sehr lang) und versuche das jetzt auch hin und wieder fortzuführen. Öfter mal mit langen Pausen dazwischen, aber eine Socke ist geduldig und wartet auch zur Not ein Jahr auf die andere. Alternativen können schlicht Backen, mal wieder Tetris spielen oder (toller Tipp!) Anfängerkurse in Töpfern oder Holzhandwerken sein. Alles funktioniert nach dem gleichen Prinzip: Es ist monoton, geht einfach von der Hand und hat einen befriedigenden, gewinnbringenden Effekt. Es kann auch, gerade beim Holzhandwerken, durchaus fordernd für den Kopf sein. Da dies aber keinerlei thematische Verknüpfung mit deinem Alltag hat, kann auch das ein mentales Rauskommen für dich sein. Es geht aber auch ganz bequem:

Darf ich vorstellen? Knut, ein mobiler Massagestuhl, das beste Weihnachtsgeschenk von meiner Schwester! Ein Vollprogramm ist auf 15 Minuten eingestellt. Kurz genug, um es abends noch einbauen zu können, und gleichzeitig ausreichend lange, um seine Wirkung zu entfalten: Ich fahre runter! Gleichmäßig fahren die Massage-Bubbles an meinem Rücken entlang, und neben der körperlichen Entspannung entleert sich der Kopf.

Dazu habe ich die Hände frei. Der Sinn besteht vor allem darin, die Prozesse runterzufahren. Das funktioniert immer und hat gleichzeitig auch einen mentalen Belohn-Effekt (wer lässt sich nicht gerne massieren). Das Ganze ist etwa so groß wie ein Kindersitz und lässt sich prima unter den Weihnachtsbaum legen. Natürlich funktioniert eine heiße Wanne, eine Runde Gitarreklimpern oder ein Abendspaziergang im Park im Prinzip genauso.

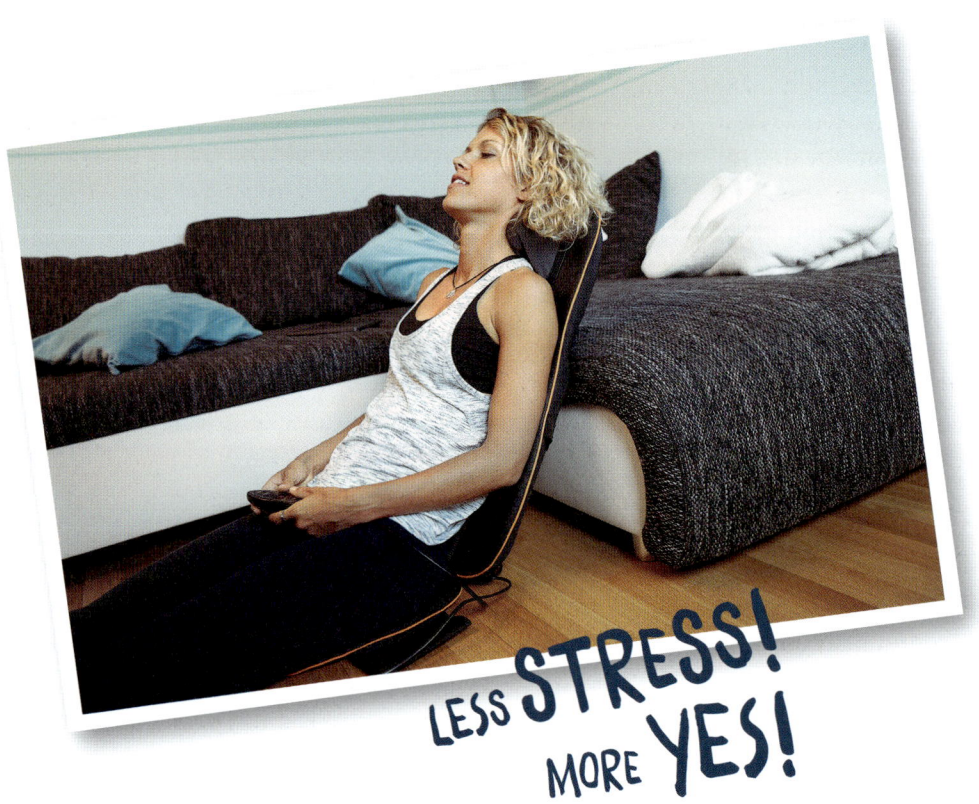

EXKURS SCHLAF

Der Tag ist mit seinen 24 Stunden mal wieder zu kurz und du schaffst es nicht, Job, Familie und Freizeit in zufriedenstellendem Maße gerecht zu werden? *Kann der Tag nicht 30 Stunden haben,* stöhnen wir. Da diese Lösung nun mal nicht funktioniert, tendieren wir schnell zur nächsteinfacheren: Wir sparen am Schlaf. Es geht ja auch so. Ein Kaffee mehr am nächsten Morgen und es läuft weiter. Wir haben mehr an aktiver Zeit gewonnen und der Körper murrt nicht. Wir sind schließlich fit und ernähren uns gesund – da geht das schon! Nein, ehrlich gesagt geht das auf Dauer nicht. Auch das weißt du sicher – eigentlich. Doch Schlaf wird weit mehr unterschätzt, als gut für uns ist.

Schlaf wird unterbewertet

Ich bin das beste Beispiel: Immer auf Achse, immer 100 Prozent Gas im Job, daneben sehr viel Sport, und das soziale Leben darf natürlich auch nicht zu kurz kommen. Erschwerend kommen bei mir die Nachtschichten dazu. Jede zweite Woche zur Sendung um 2 Uhr morgens aufzustehen hat rein gar nichts mit optimalem Schlaf zu tun. 3–4 Stunden Nacht»ruhe« (als regenerativer Tiefschlaf lässt sich das nicht bezeichnen) sowie eine Mittagsruhe schaffen den Körper ungemein. Durch den Wochenwechsel (eine Woche Sendung, eine Woche normal) gewöhne ich mich auch nie daran. Es ist schlichtweg Gewalt an der Gesundheit. Aufgrund dieser extremen Belastung habe ich aber auch gemerkt, wie wichtig Schlaf ist, und angefangen, mehr darauf zu achten. Und das solltest du unbedingt auch tun.

Schlafenszeit ist die einzige Phase am Tag, in der du deinen Körper und deine Psyche komplett regenerieren kannst. Ein guter Schlaf ist essenziell für dein körperliches Wohlbefinden, deine psychische Verfassung und Belastbarkeit. Du schaffst mit einer gesunden Ernährung und regelmäßigem Training tolle Voraussetzungen, im Schlaf jedoch entscheidet sich, inwiefern diese Voraussetzungen realisiert werden. Bei einem gesunden und erholsamen Schlaf schüttet dein Körper besonders viele Wachstumshormone aus. Muskeln können sich regenerieren und du wächst frisch und erholt auf. Außerdem werden im Schlaf deine Energiespeicher aufgeladen, dein Immunsystem wird regeneriert und dein Gedächtnis remodelliert, und deine Psyche erholt sich gänzlich.

Wir neigen dazu, unseren Schlafbedarf zu unterschätzen. Eine Stunde Schlaf zu wenig am Tag hat nach einer Woche bereits eine merkliche Wirkung auf dein Energielevel! Auch hier rate ich dir: Mach es einmal schwarz auf weiß.

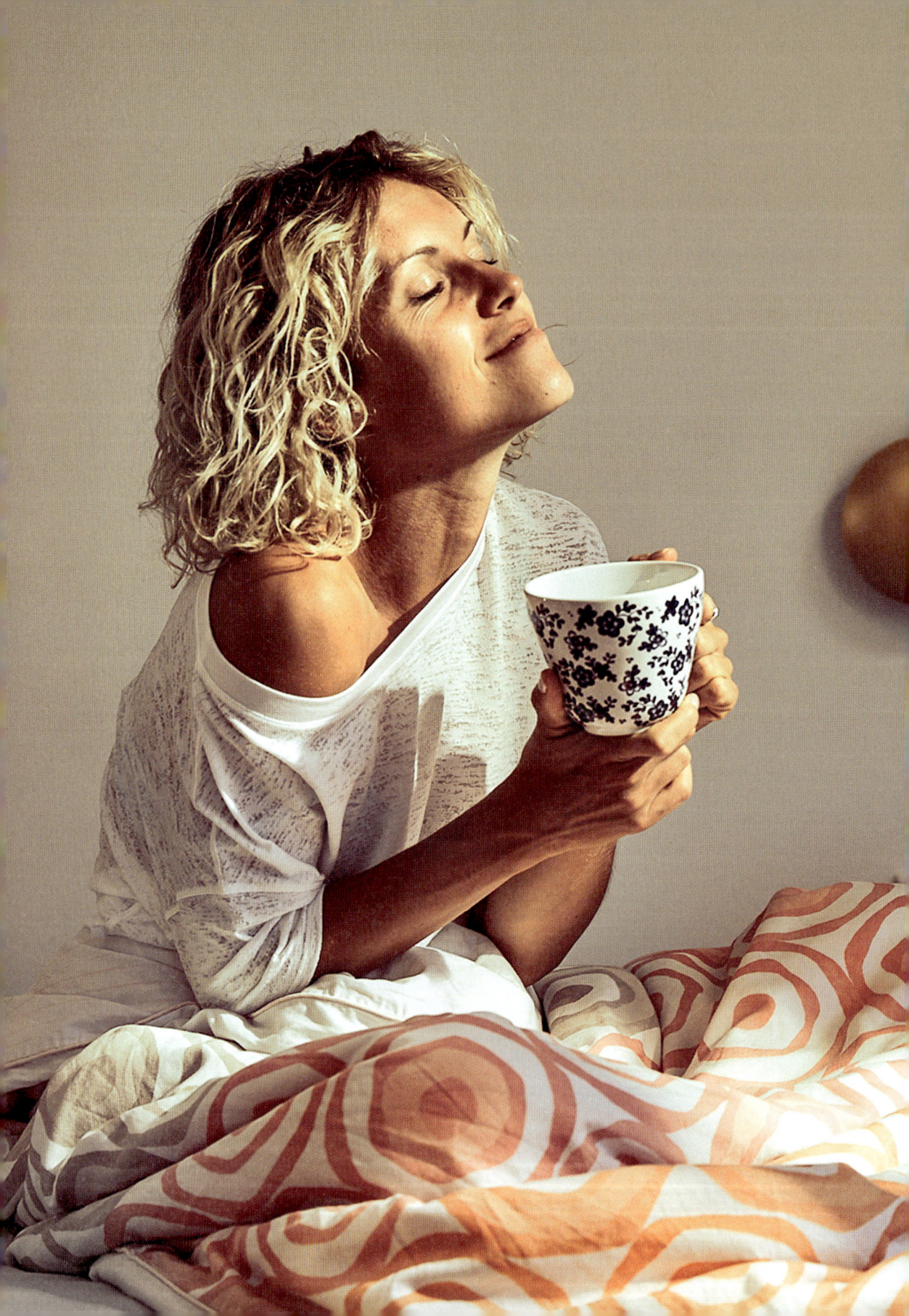

Protokolliere, wann du ins Bett gehst und wann du aufwachst. Schau dir deine ungefähre Schlafenszeit über einen längeren Zeitraum an und du wirst überrascht sein! Ich bin es auch jedes Mal wieder. Wir gehen von längeren Zeiten aus. Wir unterschätzen nicht nur die Wirksamkeit des Schlafs, wir runden auch zu oft auf und sind uns unserer Nettozeit nicht einmal bewusst.

Achte auf dein Stresslevel!

Das Stresshormon Kortisol ist der Gegenspieler zum Tiefschlafhormon Melatonin. Umso höher dein Melatoninspiegel im Schlaf ansteigt, desto tiefer und qualitativer kannst du schlafen und regenerieren. Dagegen ist Kortisol appetitanregend und wird in der zweiten Nachthälfte produziert, um uns auf das Aufwachen vorzubereiten. Wenn unser Körper vor dem Schlafengehen zu viel Kortisol ausschüttet, wirkt sich das negativ auf den weiteren Schlafverlauf aus. Stresssituationen vor dem Zubettgehen sollten also dringend vermieden werden.

10 Möglichkeiten, die Schlafqualität zu optimieren

- 4 Stunden vor dem Einschlafen das letzte große Essen
- einschlafen vor 23 Uhr
- 30 Minuten vorher kein kaltes Wasser (aktiviert das sympathische Nervensystem)
- keinen Alkohol, kein Koffein vor dem Einschlafen
- wenig Fette & Kohlenhydrate am Abend
- 60 Minuten vor dem Einschlafen 1–2 g Magnesium einnehmen (wirst du dadurch wacher, nimm Magnesium am Mittag und versuche es 4 Wochen später noch mal vor dem Einschlafen)
- Schimmel/Pilze: Raumfeuchtigkeit überprüfen/Bettposition im Raum ändern
- 30 Minuten vor dem Schlafengehen 25 g Protein einnehmen (hält Blutzuckerspiegel hoch)
- Arbeits- und Erreichbarkeitspause nach 20 Uhr
- keine elektronischen Geräte im Schlafzimmer (kein Stromkabel unter dem Bett, kein WLAN im Zimmer, keine Steckdose in der Nähe und kein Wecken durch das Smartphone!)

Außerdem kannst du morgens direkt nach dem Aufstehen ein Glas Wasser mit einem Schuss Limette und einer Prise Himalaja-Salz zu dir nehmen. Probiere dich aus und überprüfe, ob sich die Schlafqualität ändert und ob du energiegeladener durch den Tag kommst!

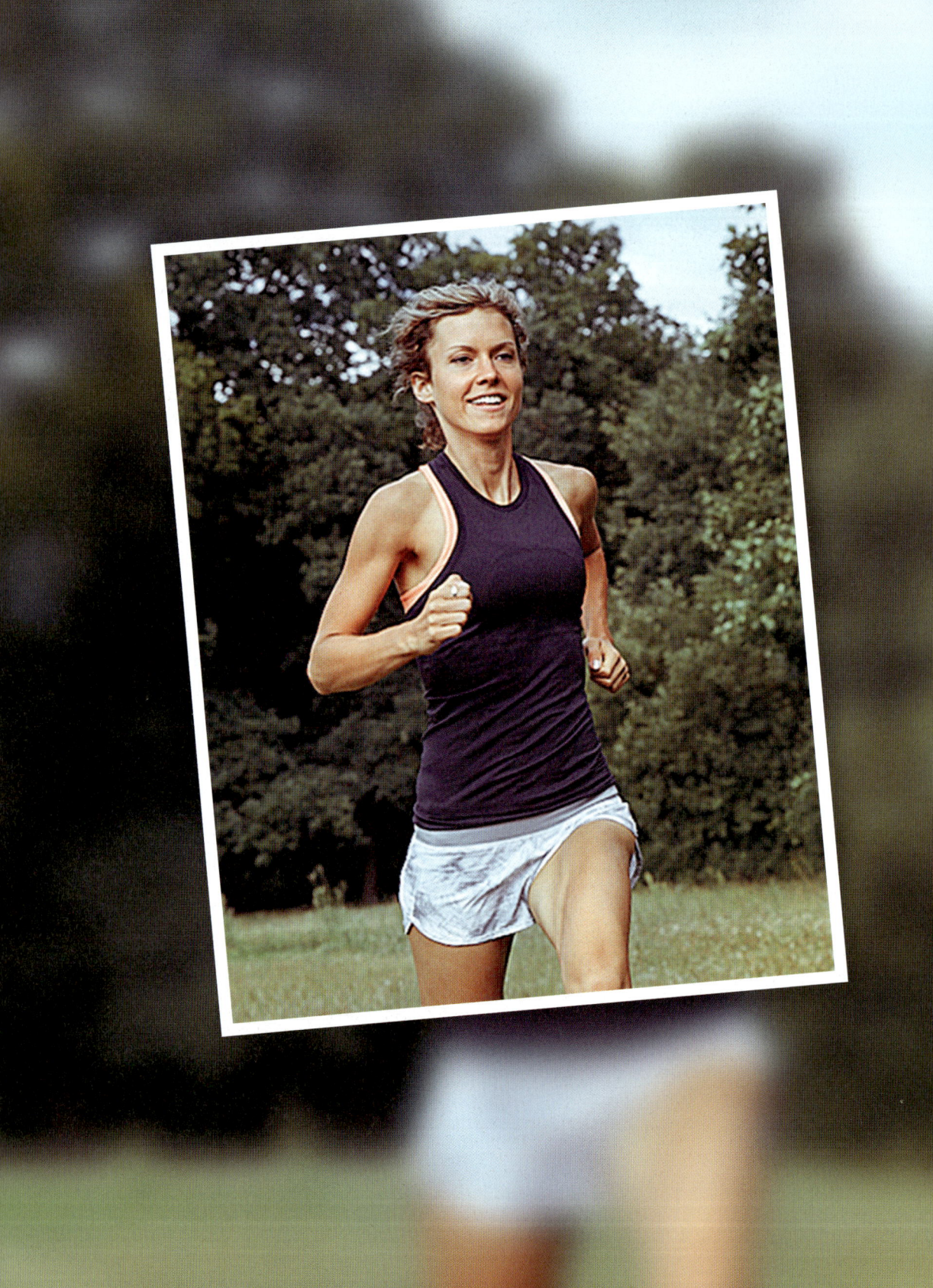

KAPITEL 5

CHECK UP – DIE PRAXIS

Du hast in den Kapiteln 2, 3 und 4 das notwendige Know-how und eine Übersicht erhalten, was du alles zu beachten hast, um deinen Alltag fitter und fröhlicher gestalten zu können. Dein Ziel ist definiert und du hast neben ausreichendem Basiswissen allerlei Tipps und Tricks an der Hand, um am Ball zu bleiben. Du bist bereit! Aber wie setzt du es jetzt konkret in die Praxis um? Auch hier gibt es einiges zu beachten. Wir wollen wie bisher Schritt für Schritt vorgehen!

LET'S START! LET'S CHANGE!

Du benötigst sogenannte »Lifeskills«, die dir helfen sollen, deine Ziele in der Realität richtig zu strukturieren. Ich zeige dir, wie du deine Woche richtig organisierst und wie du es schaffst, Tag für Tag in Schlüsselsituationen die richtigen Entscheidungen zu treffen. Verliere dich nicht in Kleinigkeiten, sondern nutze deine Energie für das Essenzielle. Wichtig sind dabei ein paar Grundregeln zur Organisation, die Arbeit, Sport und gesunde Ernährung betreffen. Dann stören dich die Herausforderungen des Alltags auch nicht mehr, denn du kannst flexibel, fit und fröhlich reagieren.

Achtung Alltagsfalle

Um deinen Lifestyle zu verändern, müssen wir uns deine Routinen anschauen. Es sind unsere Gewohnheiten und Verhaltensmuster, die uns und unser Erscheinungsbild prägen. Du bist nicht nur, was du isst, du bist auch, wie oft du dich bewegst, wie du schläfst und wie du dich erholst (vgl. Kap. 4, Exkurs Schlaf). Wenn du in einem stressigen »9 to 5«-Job stehst und mit familiären Pflichten, lebensnotwendigen sowie sozialen Aufgaben vollends ausgelastet bist, wo bleiben da noch Zeit und Energie für Sport und Gesundheit? Ich höre im Austausch mit Kollegen und Freunden immer wieder: »Ich würde ja gerne, aber wann und wie soll ich das schaffen?« oder »Ich habe dafür gar keine Zeit«.

Nach der Arbeit stehen schließlich weitere Erledigungen, Verpflichtungen im Haushalt und eventuell noch Timesharing mit Freunden an. Da bleibt nicht viel Zeit für Sport oder dafür, sich selbst und seine Ernährungssituation zu reflektieren. Der grundsätzliche Erschöpfungszustand nach der Arbeit, physisch wie psychisch, lässt den Körper quasi aus sich herausschreien: »Leg dich hin, du warst heute schließlich schon fleißig genug!« Und wenn du dann doch zwei, drei Wochen am Stück den Weg ins Fitnessstudio geschafft hast, kommen unpassende Krankheiten, intensive Arbeitsphasen und körperliche Schmerzen hinzu. Alles nicht erfolgs- und motivationsfördernd.

Wenn nur ein paar der aufgezählten Punkte zutreffen, weißt du, wovon ich spreche. Die Alltagsfalle hat zugeschnappt, der Hamster sitzt wieder fest in seinem Rad und der Versuch, den Kreislauf zu stoppen, ist erneut gescheitert.

Setze Prioritäten und entdecke neue Freiräume!

Wenn wir von einer Lifestyle-Veränderung sprechen, geht es um das nachhaltige Implementieren von Routinen, das dir hilft, nachhaltig Sport und gesundes Es-

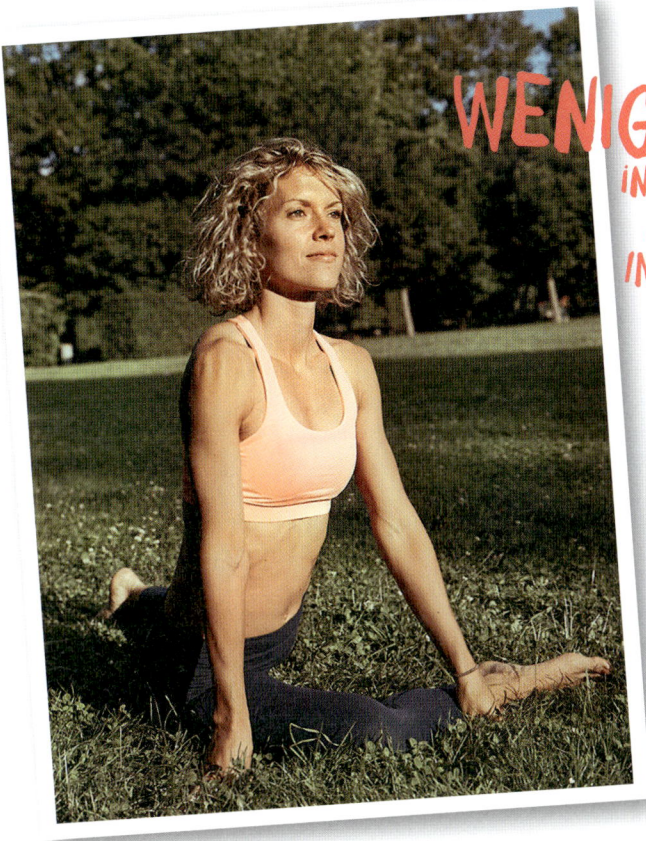

WENIGER STRESS IN DEINEM KÖRPER BEDEUTET WENIGER STRESS IN DEINEM LEBEN, BEDEUTET WENIGER STRESS AUF DER WELT.

sen mit ausreichend Ruhephasen in dein Leben zu integrieren. Hole aus deinen Ressourcen das Beste heraus und bring deinen Alltag in Einklang mit deinen Strategien. Wie gehst du dabei am besten vor? Schau dir deine Termine, Verpflichtungen und Routinen objektiv an. Kategorisiere sie nach folgenden Kriterien der zeitlichen Dimension:

- zeitlich unverhandelbar
- unverhandelbar, aber zeitlich flexibel
- verhandelbar und flexibel

Dass du zu bestimmten Zeiten arbeiten gehen musst, ist nun mal unverhandelbar. Dass du einkaufen und den Haushalt erledigen musst, ist unverhandelbar, hat jedoch eine zeitliche Flexibilität! Vielleicht offenbart sich hier auch noch eine freie Ressource, wie du bestimmte Prozesse kombinierst und somit Zeitfenster frei werden? Ob du nun deine Lieblingsserie um 20 Uhr anschaust, anstatt die Zeit in den Körper zu investieren, ist sowohl verhandelbar als auch zeitlich flexibel. Ein fiktiver Beispiel-Tag könnte so aussehen:

Montag	Aktivität	Dimension	Ressource für Strategien
7–8 Uhr	Morgenroutine: aufstehen, waschen, frühstücken	unverhandelbar, aber zeitlich flexibel	15 Minuten Mobility oder Core-Routine 30 Minuten früher aufstehen und die Prozesse mit dem Training verknüpfen
9–13 Uhr	Vormittag – Büro	unverhandelbar	5 Minuten meditieren, Atemtechniken
13–13:30 Uhr	Mittagessen	unverhandelbar, aber zeitlich flexibel	20 Minuten langsames Mittagessen, E-Mail-freie Zeit, Pflichten erledigen für einen freien Abend
13:30–17:30 Uhr	Nachmittag – Büro	unverhandelbar	5 Minuten Mobilitätsübungen
17:30–18:30 Uhr	Heimweg & einkaufen	unverhandelbar, aber zeitlich flexibel	Potenzial für Freiräume: am Wochenende Großeinkauf für eine Woche machen
18:30–20 Uhr	Essen zubereiten, Abendessen, Haushalt	unverhandelbar, aber zeitlich flexibel	soziale Kontakte mit Sport verknüpfen Serie verschieben
20–22:30 Uhr	soziale Kontakte pflegen, TV schauen, lesen	verhandelbar	

Schaff dir eine Übersicht, wie du deinen Alltag alternativ strukturieren kannst. Wenn Sport vor 8 Uhr unmöglich erscheint, dann gehst du auf dem Weg zur Arbeit einkaufen und schaffst dir dadurch am Nachmittag Luft. Wenn dich der Job von 9 bis 20 Uhr beansprucht, könnten jedoch 60 Minuten Ausdauertraining am Morgen genau das Richtige sein, um mit mehr Energie in den Tag zu starten. Optionen gibt es genug – und du bist smart genug, die passenden für dich zu finden!

MEIN ALLTAG

Tag: Uhrzeit	Aktivität	Dimension	Ressource für Strategien

ES IST DEIN LEBEN – HOL DIR DIE KONTROLLE ZURÜCK!

Agiere mit Strategie, statt kopflos. Kurz gesagt: Durchbrich deine Routinen, die dich zu der Person gemacht haben, die du jetzt bist, und du wirst verblüfft sein, wozu du eigentlich imstande bist.

Und jetzt versuch es einfach mal! Probiere vier Wochen lang aus, morgens um 5 Uhr aufzustehen, joggen zu gehen, ein realistisches Krafttraining durchzupowern (oder sogar beides) und um 7 Uhr wieder daheim und bereit für den Tag zu sein. Oder blocke für die nächsten zwei Monate im Kalender drei Abende die Woche für das Schwimmtraining im Hallenbad! Es ist erst mal egal, womit du startest: Hauptsache ist, dass du startest! Du kennst sicher das Sprichwort »Der Weg ist das Ziel«. Für mich trifft das zu 100 Prozent zu.

Finde auch du deinen Weg in deinem Alltag. Hangele dich von Endorphinschub zu Endorphinschub sowie von Trainingseinheit zu Trainingseinheit. Nimm das positive Gefühl nach der nächsten frisch zubereiteten Mahlzeit aus Lebensmitteln vom regionalen Biomarkt mit und freue dich einfach mal an dir selbst. Sei stolz wie Bolle, dein nächstes Etappenziel erreicht zu haben. Die Schwierigkeit ist nämlich nicht, Sport zu machen (wenn wir uns wirklich etwas vorgenommen haben, schaffen wir es auch), sondern es regelmäßig auf die Reihe zu bekommen. Und das ist der springende Punkt. Um wirklich von deinem neuen Training und deiner veränderten Ernährung profitieren zu können, solltest du beides fest und langfristig in deinen Alltag integrieren. So werden der Sport wie der Wocheneinkauf oder der Hundespaziergang ein selbstverständlicher Bestandteil. Lege die Tage fest und kommuniziere das am besten auch nach außen. So wissen Freunde gleich, dass die neue Tapasbar lieber am Donnerstag- statt am Mittwochabend ausprobiert wird, und du kommst nicht in Versuchung, deinen Yogakurs in der Mitte der Woche dafür abzusagen.

Probiere dich aus. Es muss für dich passen, das ist wichtig. Befolge ein paar Trainings- und Ernährungsprinzipien und schöpfe aus unzähligen Trainingsmitteln das an dich angepasste Muster, und bald wirst du für dich selbst den optimalen Lifestyle finden.

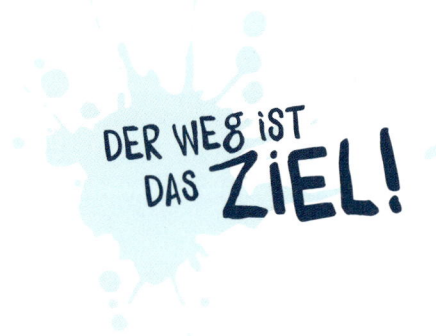

DER WEG IST DAS ZIEL!

TIPPS AUS ANNIKAS ALLTAG

Organize it!

Es ist tatsächlich so einfach wie richtig: Planung ist das halbe Leben. Bring Struktur in deinen Alltag und es läuft. Das bedeutet nicht, dass du zum Organisationsmonster mutieren musst, wenn du eigentlich lieber in den Tag lebst. Manchmal können es nur Bausteine sein, um die herum du flexibel lebst und arbeitest. Das möchte ich dir noch mal detailliert und mit eigenen Beispielen aufzeigen.

Mein Alltag ist in Sende- und Nichtsendewochen strukturiert. Keine Woche gleicht der vorhergehenden. Dementsprechend unterschiedlich sind sie. Auch die normal verstandene Form des Wochenendes gibt es bei mir nicht. Ein Rhythmus oder eine Gewöhnung im Alltag ist bei mir schlichtweg nicht möglich. Deshalb brauche ich umso mehr eine eigene Struktur, um mich bestmöglich zu organisieren.

List it, baby!

Mir helfen besonders Listen, um meinen Alltag zu strukturieren. Handgeschriebene und solche auf dem Handy. Wochenplaner, Apps mit To-do-Funktionen … es gibt viele Möglichkeiten, Termine aufzuschreiben und Pflichten zu notieren. Das ist einfach praktisch:

Dein Alltag mit all seinen Herausforderungen und Aufgaben erfordert ein hohes Maß an Konzentration, Planungs- und Durchhaltevermögen. Indem du Listen erstellst, löst du mehrere Probleme: 1. bringst du alles zu Papier/ins Handy und schaffst damit in deinem Kopf Ordnung und vergisst weniger; 2. hast du Motivation, die ausgeschriebenen Dinge auch zu erledigen.

Ich erstelle eine To-do-Liste für die gesamte Woche und überlege mir vorher, was erledigt werden muss, was ich schaffen kann und was ich gerne schaffen würde. Das steht alles in einer dafür vorgesehenen App. Es ist flexibel gestaltet, da man in der Woche immer flexibel agieren muss. Gleichzeitig kann ich immer etwas hinzufügen, wenn mir unterwegs etwas einfällt, und vergesse es nicht. Deshalb sollte auch alles auf der Liste stehen. Vor allem weil man es danach so wunderbar wegstreichen kann! Das Abhaken, wenn man eine Sache erledigt hat, macht zu viel Spaß. Mal ehrlich: Hast du nicht auch schon mal nachträglich einen Punkt auf einer To-do-Liste aufgeschrieben, obwohl du ihn schon erledigt hattest? Haken dran! Dieses Gefühl ist so befriedigend, dass wir uns dafür gerne selbst ein bisschen an der Nase herumführen. Warum auch nicht; über sich selbst lachen zu können ist eine wunderbare Eigenschaft.

Manche brauchen auch die Motivation von außen. Die klare Kommunikation ist hier der helfende Weg: Was muss erledigt werden? Was willst du erreichen? Mach es öffentlich. Teile deinen Freunden deine Ziele mit. Eröffne Lauf-App-Communities, in denen du dich und deine Fortschritte mit anderen misst. Verschicke deine To-do-Liste an deine beste Freundin, die du am Wochenende treffen wirst und der du möglichst etwas vorweisen möchtest. Mach eine Challenge mit deinem Arbeitskollegen, wer zuerst die neue Aufgabe geschafft hat.

Erreichbar, ja – in deinen Zeitfenstern!

Ein alltäglicher zeitkonsumierender Punkt von jedem von uns ist zum Beispiel das Beantworten privater Nachrichten. Mit den Smartphones und der damit einhergehenden Erreichbarkeit schlichen sich SMS, Snaps, iMessages, WhatsApp, Messenger, Skype, Instastories und Co. in unseren Alltag. Und sie zerstückeln ihn. Denn Nachrichten in jeglicher Form erreichen uns zu jeglicher Uhrzeit und sind nicht planbar. Es ist zeitaufwendig, sie zu lesen, zu bearbeiten oder zu beantworten. Es reißt uns aus unserem aktuellen Tun. Mit viel Zeit ist das kein Problem. Bei einem vollen Tagesablauf schon. Warum nicht ein Zeitfenster dafür setzen?

Ich mache das gerne morgens. Wenn der Körper noch am Hochfahren ist und erst mal mit Energie versorgt werden muss, klappt das gut nebenbei. Es ist auch ein gutes »Warm-up« für den Tag, denn meistens geht es in Nachrichten ja auch um Treffen und Termine, Ideen und Anregungen. So fährt der Kopf hoch, während es der Körper parallel mit dem Kaffee auch tut. Außerdem startet man so mit dem Gefühl, schon früh einiges aus dem Kopf zu haben, »abgearbeitet« sozusagen, und verhindert den sozialen Stress (Oh Mist, ich hab ihr schon wieder nicht geantwortet! Heute Abend schreib ich aber!). Aber auch abends kann es dir beim Runterfahren gut hineinpassen. Ich starte gerne eine zweite Runde, während Sport im Fernsehen läuft. Gleichzeitig ordne ich den Tag und strukturiere gedanklich den neuen.

Zu einer weiteren Struktur (zugegeben, sie fällt mir meist schwer) gehört es dann im Folgenden auch, das Handy phasenweise ruhen zu lassen oder gar auf stumm zu stellen. Die sämtlichen Push-Nachrichten und Anrufe halten mich sonst von einer längeren Arbeits- und Konzentrationsphase ab. Durch Flugmodus, Nicht-stören-Funktion oder Ähnliches bietet ein Smartphone dahingehend heutzutage aber zum Glück passende Abhilfe.

Schaff dir deine Regeln, die gut für dich sind und in deinen Tagesablauf passen. Kommuniziere sie an den Kreis derer, mit denen du viel zu tun hast. Und beobachte einfach mal, ob du damit besser zurechtkommst.

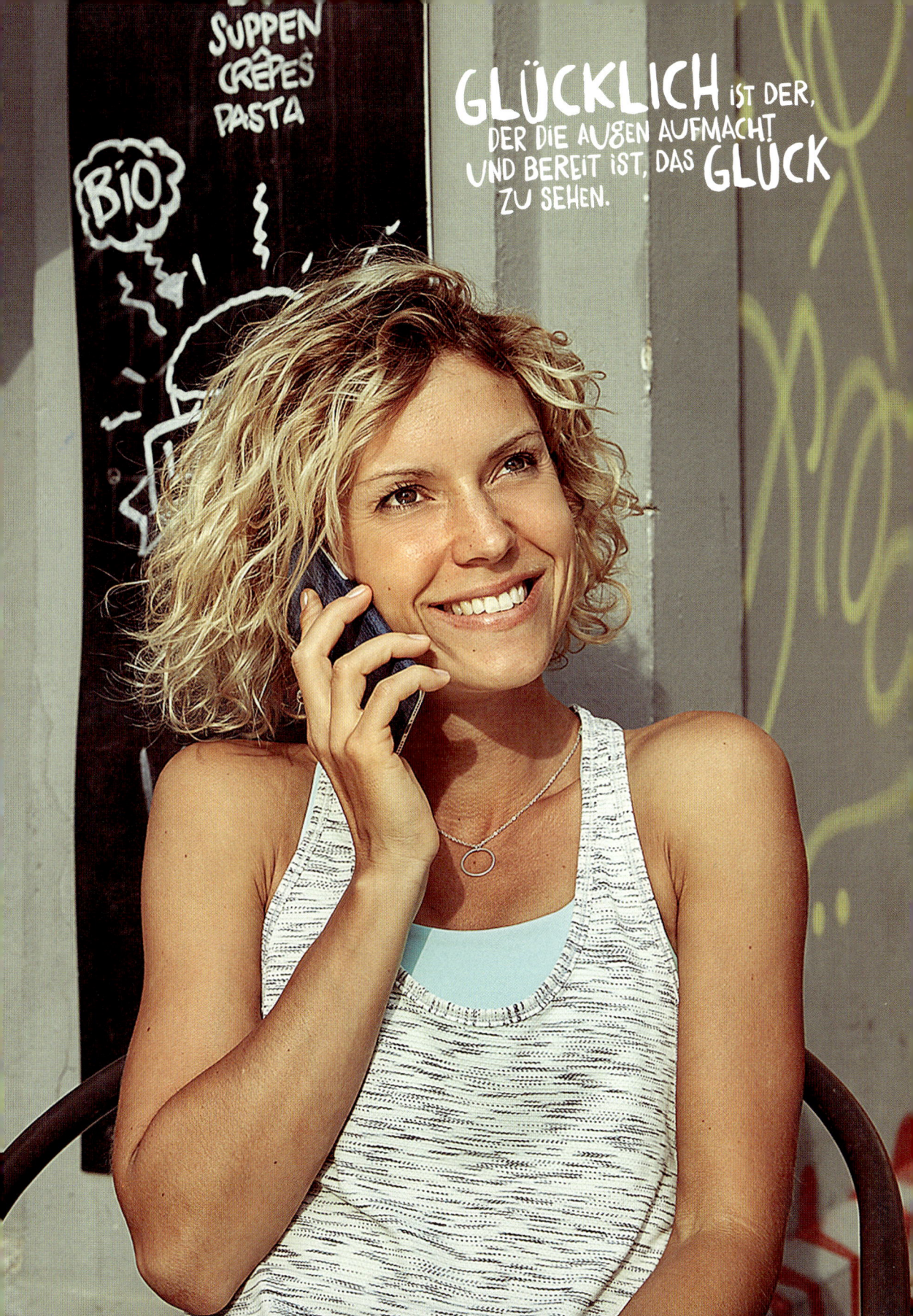

GLÜCKLICH IST DER, DER DIE AUGEN AUFMACHT UND BEREIT IST, DAS GLÜCK ZU SEHEN.

MOTIVATION VON A BIS Z!

Ein bisschen Motivation zwischendurch kann nie schaden. Auch hier will ich dir ein paar Beispiele aus meinem Alltag nennen.

Get up!

Ich starte prinzipiell mit einem optimistischen Gefühl in den Tag. Warum auch nicht? Der Tag startet bei null, sagt man. Und damit jeweils mit einer 100-prozentigen Chance, dass es ein guter wird. An manchen Tagen fällt der Optimismus schwerer als an anderen, wenn dir zum Beispiel nach dem Aufwachen bewusst wird, dass heute der schwierige Termin beim Finanzamt oder der Zahnarztbesuch ansteht. Aber lass dir gesagt sein:

Der Tag ist länger, und dementsprechend gibt es Chancen, dass er positiver verläuft als noch am Morgen gedacht. Also mach dir lieber Gedanken, auf was du dich heute freuen wirst. Irgendetwas Schönes erlebst du heute und darauf fokussierst du dich. Selbst kleine Dinge dürfen dabei nicht unterschätzt werden: etwa mittwochs der Pfannkuchentag in der Kantine oder die neue Ausgabe der Lieblingszeitschrift.

Dazu kannst du dir Ziele setzen: Was willst du heute erreichen, damit du abends mit einem zufriedenen Gefühl wieder im Bett liegst? Nimm dir konkret eine Sache vor, die du schon länger vor dir hergeschoben hast. Und mehr noch, setze auf das Belohnungsprinzip: Wenn

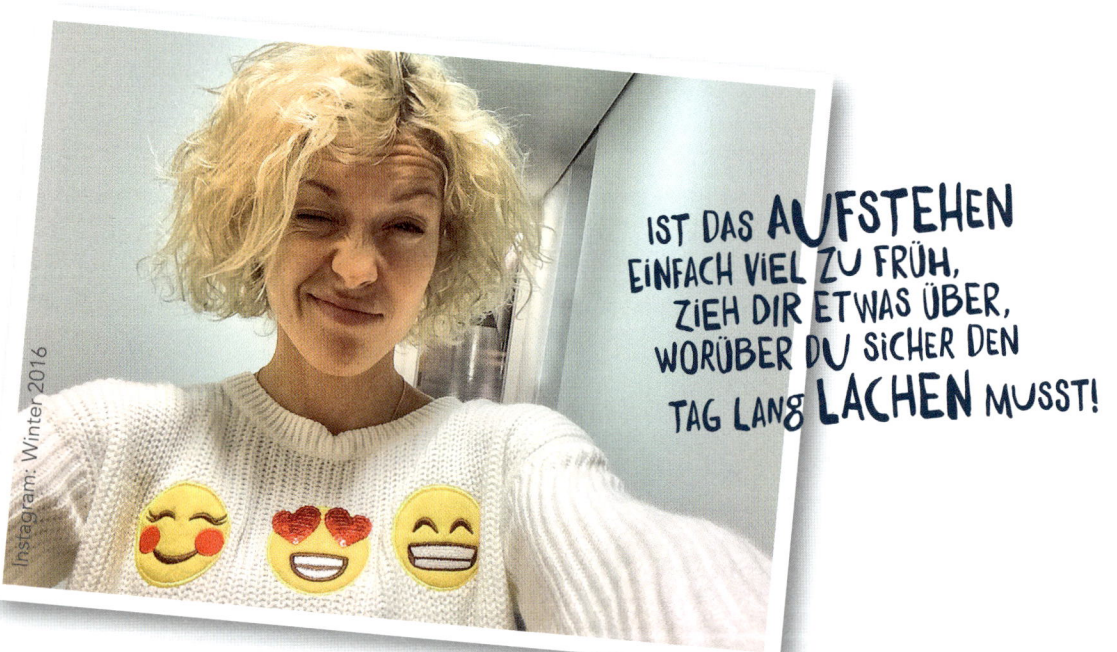

Instagram: Winter 2016

IST DAS **AUFSTEHEN** EINFACH VIEL ZU FRÜH, ZIEH DIR ETWAS ÜBER, WORÜBER DU SICHER DEN TAG LANG **LACHEN** MUSST!

du diese Woche durchziehst, gibt's am Wochenende den neuen Lieblingsfilm im Kino. Stell dir zum Beispiel den Kinoflyer an den Türeingang. Wenn du die Wohnung verlässt, wirst du an dein Ziel erinnert und startest motiviert in den Tag. Gibt es während des Tages den einen oder anderen Tiefpunkt und du musst aber weiter durchhalten: Stell dich vor einen großen Spiegel. Du solltest möglichst groß darin zu sehen sein, und allein ist auch ganz hilfreich. Stell dich breitbeinig hin und breite die Arme horizontal aus. Du machst dich so groß wie möglich und schaust dich eine volle Minute im Spiegel an. Dabei lächelst du dich so strahlend an, wie du nur kannst. Einfach mal machen! Deine mentale Frische wird zurück sein und neues Selbstbewusstsein noch dazu.

Sich selbst zu motivieren heißt vor allem, sich selbst zu kennen – und *wissentlich* zu manipulieren. Das wird besonders in meinen folgenden Sinnestricks deutlich.

Manipuliere dich mit allen Sinnen!

Auge

Ich bin ein Mensch, der gerne Bilder macht und um sich hat. Deshalb habe ich einerseits viele Bilder auf meinem Handy oder PC und habe andererseits gelernt, sie für mich zu nutzen. Schließlich sind sie ja nicht fürs Verstauben auf der Festplatte, sondern fürs Erinnern gemacht

worden. Heutzutage entstehen eine Menge Bilder. Das Smartphone ist schnell gezückt. Statt Datenmüll empfinde ich das als wahre Chance, die Momente, die das Leben dir schenkt, bewusst einzufangen. Ein schöner Urlaub, ein Spaziergang mit Oma im Park, das erste Eis im Frühsommer ... Bilder halten Erinnerungen und Empfindungen fest, und indem ich diese Bilder in meine Gegenwart hole, erhalte ich auch ebendiese schönen Gefühle. Kleine Fotos fürs Portemonnaie sind in jeder Drogerie schnell gedruckt, und jeder Bildschirmhintergrund auf dem Arbeits-PC oder Sperrbildschirm auf dem Smartphone ist in wenigen Klicks mit einem neuen Bild versehen. Auch die Bilder immer mal auszutauschen ist wichtig, denn die Wirkung nimmt durch die Gewöhnung schließlich immer ein bisschen ab.

Einmal hatte ich eine schwere Arbeitswoche und nebenbei schwierige Themen, die mich zusätzlich beschäftigt haben. Kurzerhand habe ich auf meinem iPhone einen neuen Sperrbildschirm eingerichtet. Mit einem Bild, das ich einmal just for fun gemacht habe. Es zeigt mich selbst lachend, und in der Hand halte ich einen großen quietschgelben Lachsmiley. Ich musste eine Woche lang jedes Mal über mich schmunzeln, als ich auf mein Handy geschaut habe. Auf dem festen Redaktionscomputer, an dem ich für die Sendung arbeite, habe ich gerne Urlaubsbilder von sonnigen, warmen Plätzen. Das ist um 3 Uhr in der Nacht nämlich ziemlich fern und muntert immer ein Stückchen auf.

Haut

Die Sonne macht Menschen allgemein und mich im Besonderen glücklicher und energiegeladener. Und das kann man auch einfach für sich und seine Arbeit nutzen. Beispiel: In einer Sendewoche mache ich eine halbe Stunde weniger Mittagsschlaf und gehe stattdessen in der Sonne spazieren. Ich habe am nächsten Morgen mehr Energie, bin ausgeglichener und fröhlicher als mit der halben Stunde länger im Bett. Sonnenstrahlen auf dem Gesicht lassen die Akkus extrem schnell aufladen. Sehr simpel, aber einfach richtig!

Welche Frau mag keine Fußmassage? Gönn dir eine, nachdem du eine besonders schwierige Woche erfolgreich hinter dich gebracht hast. Die Vorfreude bringt dich durch die Woche und die Behandlung bringt dich danach zur verdienten Ruhe.

Ohr

Ebenfalls nie zu unterschätzen: Die Musik gibt den Ton an! Ich bin weiß Gott keine Musicqueen. Aber dank diverser Apps mit allerlei Playlisten für jede Stimmung gibt es selbst für Musik-Analphabeten wie mich die Möglichkeit, Musik oft und passend zu nutzen. Wir können sie für alle Stimmungen einsetzen. Ich mache das sehr gerne, um mich zu manipulieren. Komme ich abends schwer runter, warum nicht sanfte *Pianomusik* einstellen? Bin ich trotz eines kommenden schwierigen Interviews nicht konzentriert und schweife immer wieder ab, die Playlist *Maximale Konzentration* schafft Abhilfe. Ist die Arbeit für die Woche soweit erledigt und ich bin müde, aber soweit glücklich und zufrieden, warum nicht mit *Happy Weekend Beats* unterstreichen? Der eine oder andere mag an dieser Stelle schmunzeln und nicht viel daraus ziehen können. Vielleicht hast du nun aber eine Idee, wie du deine Musik in deinen neu strukturierten Alltag besser einbauen kannst.

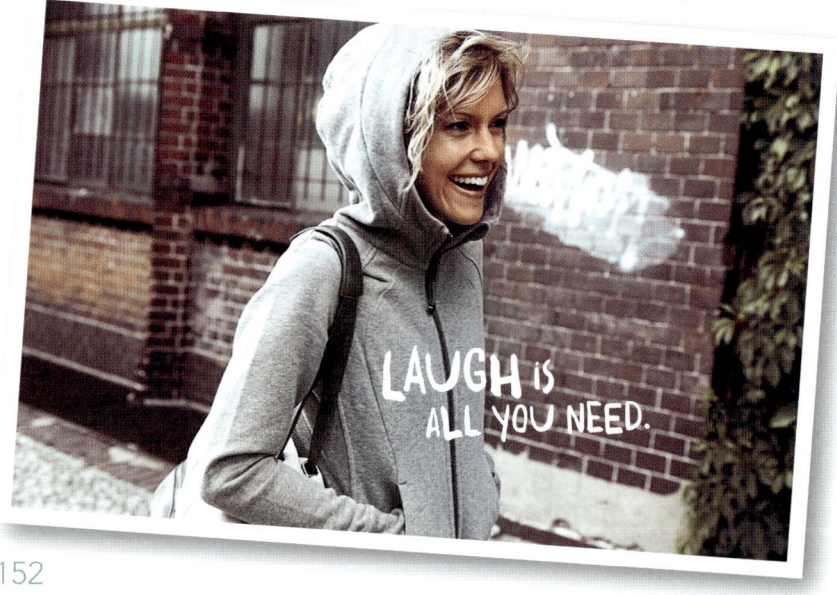

Nase

Über die Jahre habe ich festgestellt, dass ich ein überdurchschnittlicher Geruchsmensch bin. Ich rieche feiner als andere und nehme Zigarettengestank oder Blumenduft stärker auf. Auch Erinnerungen habe ich oft nur anhand von Gerüchen. Das habe ich angefangen für mich zu nutzen. Ich hole mir regelmäßig vor einer Sendewoche Blumen aus einem Laden in der Nähe. Zum einen mag ich Blumen, zum anderen achte ich auf deren Geruch. Das beste Beispiel sind Hyazinthen im Februar. Der klassische Frühjahrsblüher zu einer Jahreszeit, in der wir in der Regel kein Grau mehr sehen können und das Grün noch auf sich warten lässt. Der Geruch erinnert aber bereits an die kommende schöne Jahreszeit, und mit jedem frühen Aufwachen oder Heimkommen steigt mir der Geruch in die Nase und vermittelt unbewusst ein angenehmes Wohlbefinden. Das kann bei anderen Zimt in Verbindung mit Weihnachten und Familie sein, oder wieder andere denken eher an Weihrauch und verbinden das mit ihrem Lieblingsurlaub in Thailand.

Es geht um die Idee, sich gezielt mit dem Geruchssinn zu manipulieren und für eine allgemein positivere Grundstimmung zu sorgen, und das lediglich mithilfe von eigenen Vorlieben oder Erinnerungen, die jeder individuell besitzt. In meinem Beispiel ist das einfach zu erledigen: Einen Bund frischer Schnittblumen gibt es überall zu kaufen, kostet wenig und bringt eine Woche Fröhlichkeit und Farbe in die Bude!

Zunge

Natürlich funktioniert Belohnung immer besonders gut über den Geschmack. Jedem fällt sofort etwas ein, dem er am liebsten immer und sofort frönen möchte. Mir kommt als Erstes »Raffaelo« in den Sinn. Frisch aus dem Kühlschrank, ein sommerlicher Kokosgeschmack: Lecker! Nun wäre der Genuss ja nicht so besonders (und die Figur auf Dauer wohl nicht die gleiche und der Geldbeutel etwas leerer), wenn wir das gewisse Etwas ständig zu uns nehmen würden. Haben wir also eine lange Arbeitswoche oder einen anstrengenden Job vor uns, kann die Packung »Raffaelo« im Kühlschrank die Belohnung darstellen. Und ich finde jedes Mal, es würde niemals besser schmecken als Freitagnachmittag – nach (!) der geschafften Sendewoche.

Und so banal wie wichtig: Wertschätze dich selbst, wenn du eine Aufgabe gemeistert hast! Sei stolz auf dein Erreichtes. Das sind wir viel zu selten. Wenn du es als selbstverständlich annimmst, dass du deine hochgesteckten Ziele erreichst, dann tun das andere ebenso. Und es erfährt nicht die Wertschätzung, die es verdient. Sei stolz auf dich, umso frischer und fröhlicher gehst du die nächste Herausforderung an.

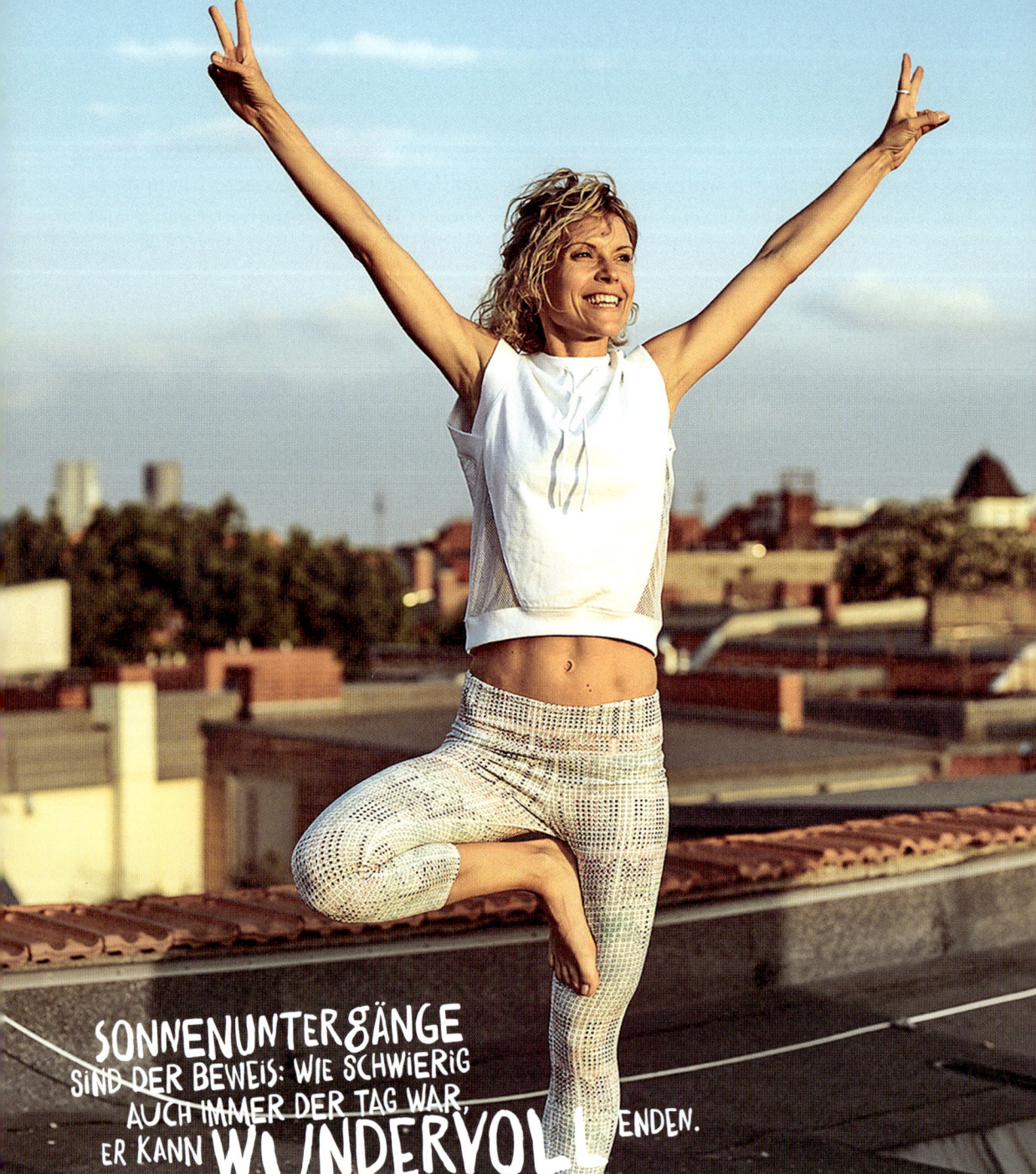

SONNENUNTERGÄNGE SIND DER BEWEIS: WIE SCHWIERIG AUCH IMMER DER TAG WAR, ER KANN **WUNDERVOLL** ENDEN.

FIT UND FRÖHLICH – DIE STEP-BY-STEP-METHODE

Wenn dir jemand die Aufgabe erteilt, einen riesigen Hinkelstein von A nach B zu tragen, wie würdest du die Herausforderung angehen? Schließlich bist du nicht Obelix, und weit und breit ist kein Miraculix mit seinem Zaubertrank zu sehen. Eine Methode wäre, den Stein in kleine, für dich transportierbare Steine zu zerlegen und ihn Stück für Stück zu tragen. Die kleinen Steine kannst du mit der Hand tragen. Die etwas größeren hievst du dir auf die Schulter und trägst sie so. Manchmal kannst du vielleicht sogar zwei Steine gleichzeitig tragen. Das wäre deine Strategie! Nach jedem erfolgreich absolvierten Ladegang zu B hast du ein *Etappenziel* erreicht.

Warum komme ich mit Comic-Helden um die Ecke? Du stellst dich immer nur vor solche Aufgaben, die du jetzt gerade auch bewältigen kannst, um in der Summe nach einem langen Prozess schließlich den gesamten Hinkelstein transportiert zu haben. Wenn du jetzt beginnst, jeden Tag zehn Minuten Klavier zu lernen, bist du sehr wahrscheinlich in zehn Monaten ein recht passabler Klavierspieler. Übst du innerhalb der nächsten drei Tage jeweils zehn Stunden Klavier, bekommst du Kopfschmerzen, großen Frust und wunde Finger. Manche Dinge brauchen eben Zeit und Kontinuität, um erfolgreich zu sein. Und umso komplexer sie sind, desto mehr ist das

der Fall! Mit der Step-by-Step-Methode bekommst du eine maßgeschneiderte Methode an die Hand, um genau solch einen Prozess zu planen und tatsächlich umzusetzen.

Der erste Schritt

Zurück zum Anfang! Erinnerst du dich an Kapitel 1 und das Ausformulieren deiner Probleme im Alltag? Schau dir deine Störfelder erneut an und betrachte sie unter den Aspekten, die du in den Kapiteln 2, 3 und 4 gelesen hast. Erinnere und überprüfe dich dabei, wie du dein Fitnessprogramm gestalten möchtest, welche Ernährungsstrategien für dich infrage kommen und wie du Schlaf, Erholung und Stressmanagement nutzen kannst. Schau auf deine bereits notierten Lösungsstrategien oder fange nun an, dir in der dritten Spalte mögliche Strategien zu deinen ursprünglich definierten Problemen zu notieren. Gehe erst weiter, wenn du auch wirklich für jedes Problem eine Herangehensweise gefunden hast!

Der nächste Schritt

Lies deinen Arbeitsbogen mit der Zieldefinition noch mal durch. In Kapitel 1 hast du für dich definiert, welcher Inhalt in welchem Ausmaß und welcher Zeit erfüllt werden soll, damit du stolz wie Bolle auf deine neue Lebenskompetenz zurückblicken kannst. In der Step-by-Step-Methode wird jetzt diese übergeordnete Zieldefinition zum *Mosaikziel*.

Ein Mosaik entsteht durch eine Technik, bei der durch Zusammenfügen von verschiedenfarbigen oder verschieden geformten Teilen Muster oder Bilder entstehen.

Da du in Kapitel 5 angekommen bist, hast du bereits gelernt, dass viele unterschiedliche Bereiche auf dich einwirken, wenn wir auf deine Leistungsfähigkeit im Alltag, dein Wohlbefinden und dein Körper- bzw. Gewichtsmanagement schauen. Bei der Step-by-Step-Methode sollst du das berücksichtigen. Definiere für dich aus den unterschiedlichsten Bereichen deine realistisch erreichbaren Etappenziele, die dich schlussendlich zu deinem Mosaikziel führen werden.

Leistungssportler machen das nicht anders: Um am Vormittag des 23. September den Weltrekord im Marathon zu laufen, muss im April der Halbmarathon bereits in 1:19:00 gelaufen werden können. Dafür muss der Läufer von Dezember bis März 1000 m in einer bestimmten Intensität trainiert haben und die 10 000 m auf der Bahn mindestens in 27 Minuten laufen können. Um das alles zu schaffen, braucht es jahrelanges systematisches Training in einem leistungsfördernden Umfeld und viele weitere Faktoren.

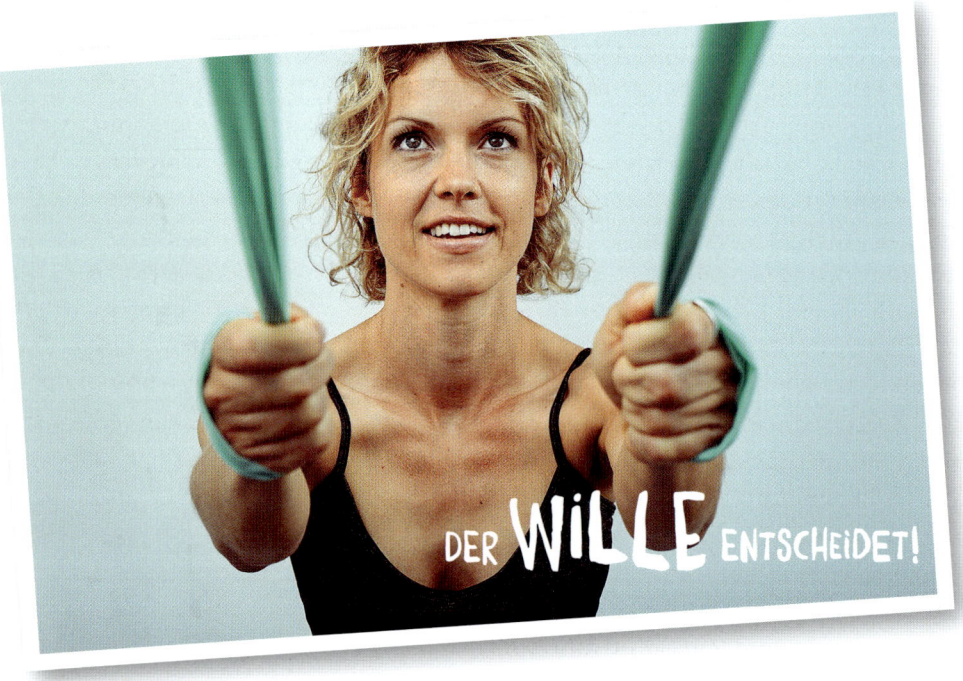

DER WILLE ENTSCHEIDET!

Nun willst du vermutlich keinen neuen Weltrekord aufstellen (und falls doch, ist das Buch vermutlich die falsche Lektüre). Trotzdem finde ich bildhafte Beispiele und Vergleiche klasse. Schließlich werden die Erkenntnisse aus der Formel 1 auch irgendwann in dein Stadtauto eingebaut. Also lass uns losschrauben!

Schreibe in den Arbeitsbogen der Step-by-Step-Methode dein Mosaikziel, also deine frühere Zieldefinition, in die oberste Zeile. Zerteile dieses Ziel in viele kleine Etappenziele, die für dich easy zu erreichen sind. Diese sollten sich gegenseitig beeinflussen und einmal vollständig zusammengebracht dein Gesamtziel ergeben – wie bei einem Mosaik (halte dir gegebenenfalls noch einmal deinen Bogen zur Problemdefinition vor Augen). Nun lass uns das Pferd von hinten aufzäumen. Welches ist das einfachste für dich realisierbare Etappenziel?

Dieses Etappenziel definierst du als deine erste Etappe (Spalte: Etappenziel). Halte fest, welchen Mehrwert du davon hast, wenn du es schaffst (Spalte: Warum willst du diese Etappe erreichen?). Notiere dir außerdem, wie viel Zeit du mit dieser Strategie verbringen willst (Spalte: Zeitrahmen). Manche Strategien brauchen länger als andere. Achte also darauf, dass du den entsprechenden Methoden genügend Zeit gibst, um zu wirken bzw. sich in deinen Alltag zu integrieren. Besonders die komplexen Strategien brauchen mehr Zeit, um sich zu entfalten. Setze den Zeitraum gleichzeitig auch nicht zu lange an. Deine Motivation soll

nicht verpuffen. ;) Dazu definierst du nun final eine passende Strategie für dein Etappenziel in der rechten Spalte. Nach derselben Methode notierst du deine weiteren Etappenziele und wagst dich dabei an die immer komplexeren und schwierigeren Problemfelder (Strategien) und größeren Veränderungen im Alltag heran.

Dieser Prozess ermöglicht es dir, in kleinen, dir leichtfallenden Schritten eine große, fast übermächtige Aufgabe zu lösen. Vergiss bitte nicht: *Less is powerful!* In jeder Etappe konzentrierst du all deine Energie nur auf dein nächstes Etappenziel. Immer mit der Gewissheit im Hinterkopf, wohin dich dein Weg führen wird, wenn das Mosaik zusammengesetzt ist. Auf der folgenden Seite siehst du, wie das an einem Beispielplan aussehen könnte.

Merke: Ob »Rücken-, Nacken- und Kopfschmerzen beheben«, »Fitter werden durch mehr Kraft und Ausdauer« oder »Mehr Energie im Alltag haben« – egal, wie dein Mosaikziel lautet: Solange es etwas mit deinem Körper zu tun hat, solltest du mindestens eine Strategie aus den drei Themen Fitness, Ernährung und Stressmanagement in dein Step-by-Step-Programm aufnehmen. Es hängt schließlich alles miteinander zusammen.

Mosaik-ziel	Inhalt: Körperfettreduktion / Ausmaß: 10 kg / Zeitrahmen: 8 Monate			
	Etappenziel	Warum willst du diese Etappe erreichen?	Zeitrahmen	Strategie/-n
Etappe 1	bewusster essen, wahr-nehmen	Ich will mit etwas Einfachem starten, das ich mir zutraue zu schaffen. Mit einem besseren Bewusstsein dafür, was ich esse, werden mir alle weiteren Etap-pen leichter fallen.	1 Woche	für jede Mahlzeit 20 Min. Zeit einplanen und langsam essen
Etappe 2	Schlafqualität verbessern	Im Schlaf regeneriert mein Körper vollständig und mein Hormonlevel wird ausbalanciert.	3 Wochen	1.) vor 23 Uhr einschlafen 2.) 20 g Eiweiß vorm Einschlafen 3.) Bildschirmpause ab 60 Min. vor dem Schlafen
Etappe 3	Frühstücken!	Die Energiezufuhr am Morgen erhöht meinen Stoffwechsel und ich verbrenne mehr Kalorien am Tag.	1 Monat	Tagesstruktur verändern (Ressour-cenmanagement)
Etappe 4	regelmäßiges Training	Regelmäßiges Ausdauertraining gibt mir eine mentale Frische, erhöht meinen Energieverbrauch und unterstützt meine Körperver-änderung.	2 Monate	FuF-Plan 1
Etappe 5	lernen, was 100 % voll und 50 % voll und weniger voll sein bedeutet	weniger Energieaufnahme bei beschleunigtem Stoffwechsel und geringen Energieverlusten	6 Wochen	intermittierendes Fasten (16-8-Stra-tegie)
Etappe 6	Kaloriendefizit halten und leistungsfähig bleiben	Wenn ich lerne, in einem kleinen Kaloriendefizit zu leben, kann ich langfristig, kontrolliert und bewusst mein Körperfett redu-zieren. Mikronährstoffe haben extreme Auswirkungen auf mein Wohlbe-finden, mein Immunsystem und meine Stresstoleranz.	1 Monat	2–5 Portionen Gemüse und Obst am Tag essen
Etappe 7	Ernährung nach meinem Stoffwechseltyp etablieren	Wenn ich herausfinde, welche Lebensmittel mir Energie geben und welche mich aus dem Gleichgewicht bringen, falle ich nicht in alte Muster zurück und habe das Know-how, mein Wohlbefinden im Alltag zu steuern.	1 Monat	1.) das 3-Wochen-Experiment 2.) mit Wochenpro-tokoll überwachen und energiegeben-den Lebensmitteln verstärken

Warum funktioniert die Step-by-Step-Methode?

Du entscheidest, welche Strategien du anwenden möchtest. Du entscheidest, mit welchen Etappen und mit welchem Tempo du dich deinem Ziel näherst. Du wirst nach jeder Etappe zu Recht stolz sein, sie bewältigt zu haben, denn nur du bist verantwortlich für diesen Erfolg. Diese kleinen Teilerfolge werden Spaß machen und dir ungeahnte Kraft und Motivation für die nächsten Etappen geben.

Wieso erreichst du nach der letzten Etappe das Mosaikziel?

Umso mehr du deinen Alltag durch positive, energiespendende Gewohnheiten veränderst, desto eher beeinflussen sie sich gegenseitig. Wenn du dein Programm durch Strategien aus allen Kategorien zusammenstellst, werden die Resultate nicht auf sich warten lassen. Beachte, dass sich Strategien nicht gegenseitig behindern. Wenn der Zeitraum für eine Strategie zu Ende ist und du einen positiven Effekt erzielt hast, dann behalte die neue Gewohnheit in deinem Alltag und mach sie zu einer Selbstverständlichkeit!

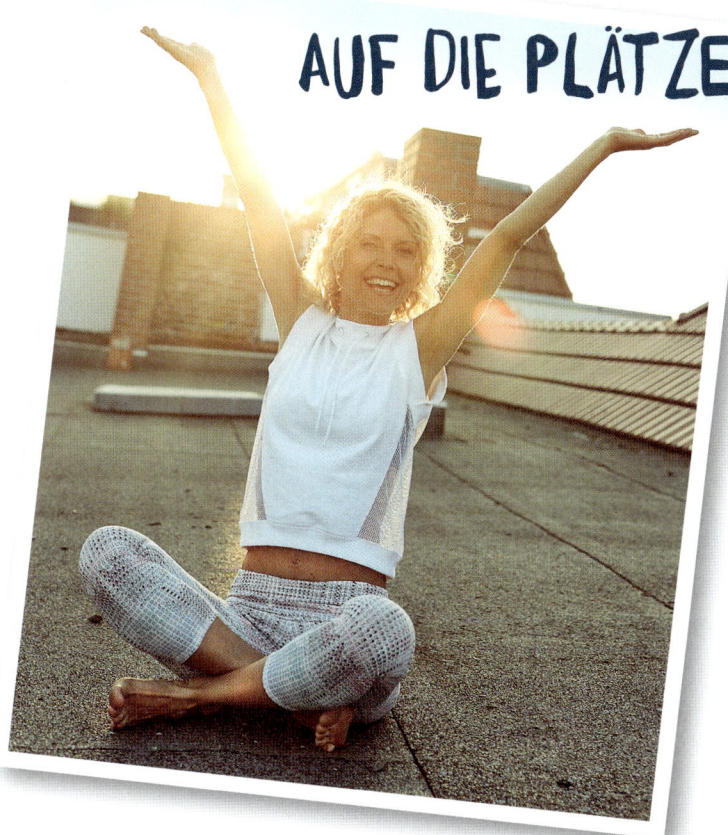

Chaca! Es geht los: Stell dir nun ein Step-by-Step-Programm zusammen, mit dem du dein Mosaikziel erreichen wirst.

MEIN STEP-BY-STEP-PROGRAMM

Mosaik-ziel	Inhalt: / Ausmaß: / Zeitraum:			
	Etappenziel	Warum willst du diese Etappe erreichen?	Zeitrahmen	Strategie/-n
Etappe 1				
Etappe 2				
Etappe 3				
Etappe 4				
Etappe 5				
Etappe 6				
Etappe 7				

... FEEEEERTig ...

Eine letzte Selbstkontrolle

Dein Mosaikziel und deine Step-by-Step-Planung stehen! Du hast dich selbst maximal committed. Der Vertrag mit dir selbst ist unterschrieben und du bist jetzt nur noch dir selber Rechenschaft schuldig. Deshalb ist es wichtig, dass dein jeweiliges Etappenziel der folgenden Tabelle standhält. Diese Selbstkontrolle soll dich davor bewahren, dich mit deinem Etappenziel zu überfordern. Beantwortest du mehr Antworten mit Nein als mit Ja, solltest du deine Zielformulierung überdenken und neu überarbeiten. Besonders entscheidend ist jedoch die letzte Zeile. Kannst du die Frage mit einer Sicherheit von 9 oder 10 beantworten, hast du hervorragend geplant!

Kontrollfragen – Etappenziele	Ja	Nein
Traust du dir zu, deinen Alltag so umzustellen, wie du es geplant hast?		
Wird dich dein soziales Umfeld (Freunde, Familie) bei diesen Schritten unterstützen?		
Kannst du dir die Schritte und den Weg finanziell leisten?		
Wird deine berufliche Situation auch nicht unter dem geplanten Weg leiden?		
Hast du jemanden, mit dem du bei auftretenden Problemen sprechen könntest?		
Wird dich der Moment, in dem du dein Ziel erreicht hast, stolz machen?		
Wie sicher bist du dir, dass du die nächste Etappe meistern wirst?	gar nicht sicher: 0 extrem sicher: 10 0-1-2-3-4-5-6-7-8-9-10	

Wenn du mehr Punkte mit Nein als mit Ja und die letzte Frage mit einer Zahl unter »8« beantwortet hast, dann überlege neu: Ist das Etappenziel zu hoch gesteckt? Muss ich mein Mosaikziel verkleinern/erweitern? Starte womöglich neu mit dem Wissen, das du inzwischen hast, und einer neuen Problem- und Zieldefinition!

Noch mal schwarz auf weiß: 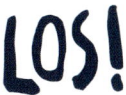 **LOS!**

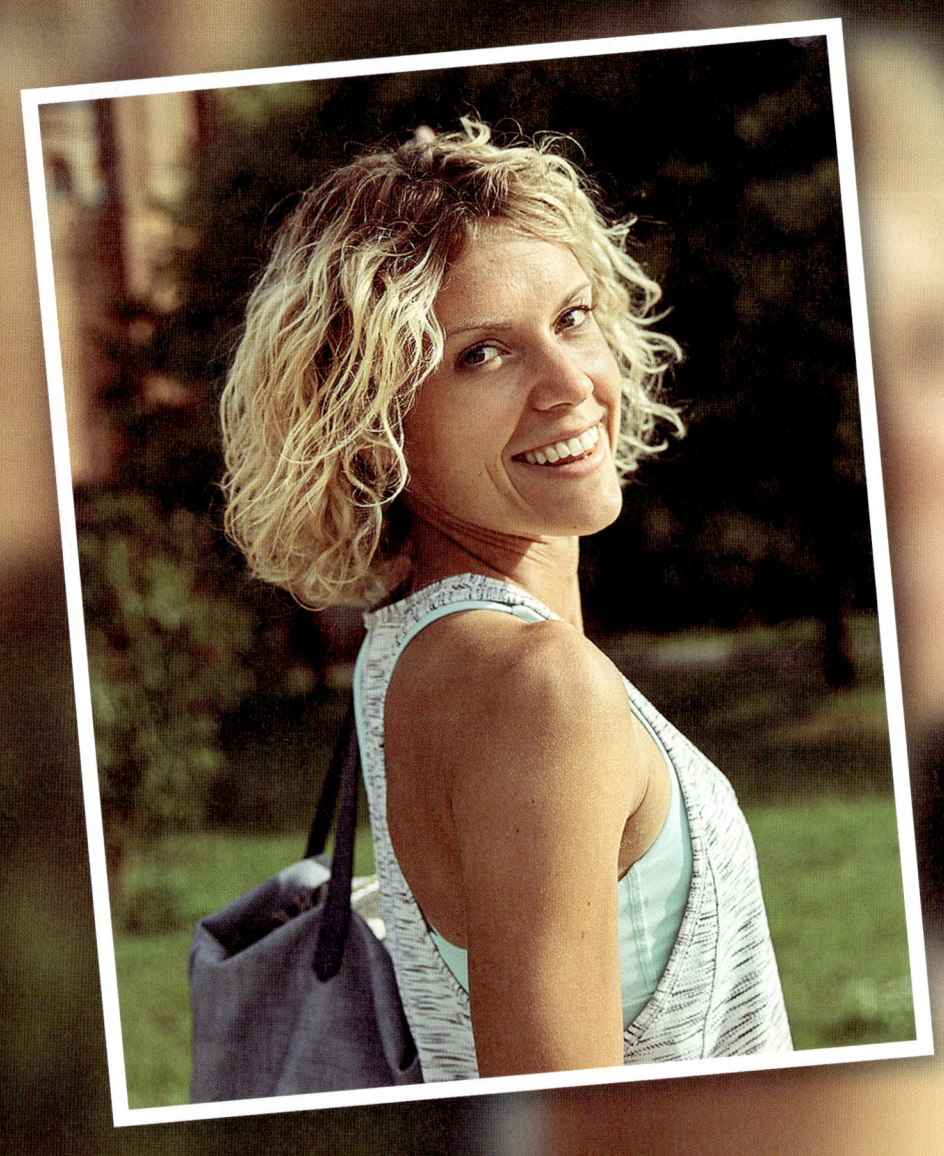

KAPITEL 6

FÜR IMMER FIT UND FRÖHLICH

Wie geht dein neues Leben weiter? Und was, wenn
es mal hakt? Das Leben ist ein Wandel und du bist es
auch.Bleibe mit diesen letzten Tipps und Hinweisen
auf Dauer fit und fröhlich.

DER LETZTE SCHRITT

Und nu?! Bitte hör hier nicht auf! Tu mir den Gefallen … nein, tu DIR den Gefallen! Geh deinen Weg weiter. Du hast alles, was du dafür brauchst, in deinem Reiserucksack. Du bist voll bepackt, um deinen FuF-Lifestyle langfristig umzusetzen. Auf lange Sicht wird das aber auch nicht immer klappen. Du wirst Tage haben, an denen einfach alles frustrierend ist. Tage, an denen du lieber gar nicht erst aufgestanden wärst. Die gibt es nun mal. Sage dir an solchen Tagen auch mal: *So what!* Hol dir einen Schoko-Brownie, lege die Füße hoch und beende den Abend, an dem du nicht funktionierst, sondern einfach genießt – frei nach dem Motto: Stressed spelled backwards means desserts! Ich bleibe dabei: Niemand ist perfekt, zum Glück! Lege dich hin, aber steh am nächsten Tag wieder auf.

Scheitern ist okay – solange du wieder aufstehst!

Wenn du mehr als einen schlechten Tag durchlebst, wenn du eine längere schwierige Phase hast oder gar nicht mehr weiterweißt, was machst du dann? Sei dir zunächst bewusst, dass du immer reisen wirst. Solange du weitermachst, kannst du nicht scheitern. Du gehst nur einen Umweg. Die Veränderung deines Lebensstils ist ein Prozess, der nie ohne Rückschläge auskommt. Wenn du denkst, das Gewicht purzelt nur so herunter und alles läuft immer perfekt nach Plan, dann muss ich dich jetzt noch einmal aufrütteln. Planung und Organisation sind der Grundstein, doch wir Menschen sind das pure Chaos! Und Chaos ist schwer planbar. Du bewegst dich in einem sich täglich wandelnden Alltag. Auch wenn du mal deinen Fastentag nicht durchhalten konntest, schmeiß nicht gleich alles hin. Im Gegenteil: Wenn es auf deiner Reise mal hakt und du von deiner Zielrichtung abkommst, will ich dir hier noch ein paar Proviant-Pakete an Geduld mitgeben.

DU MACHST **KEINE** FEHLER.
FEHLER MACHEN DICH.
SIE MACHEN DICH **STÄRKER.**

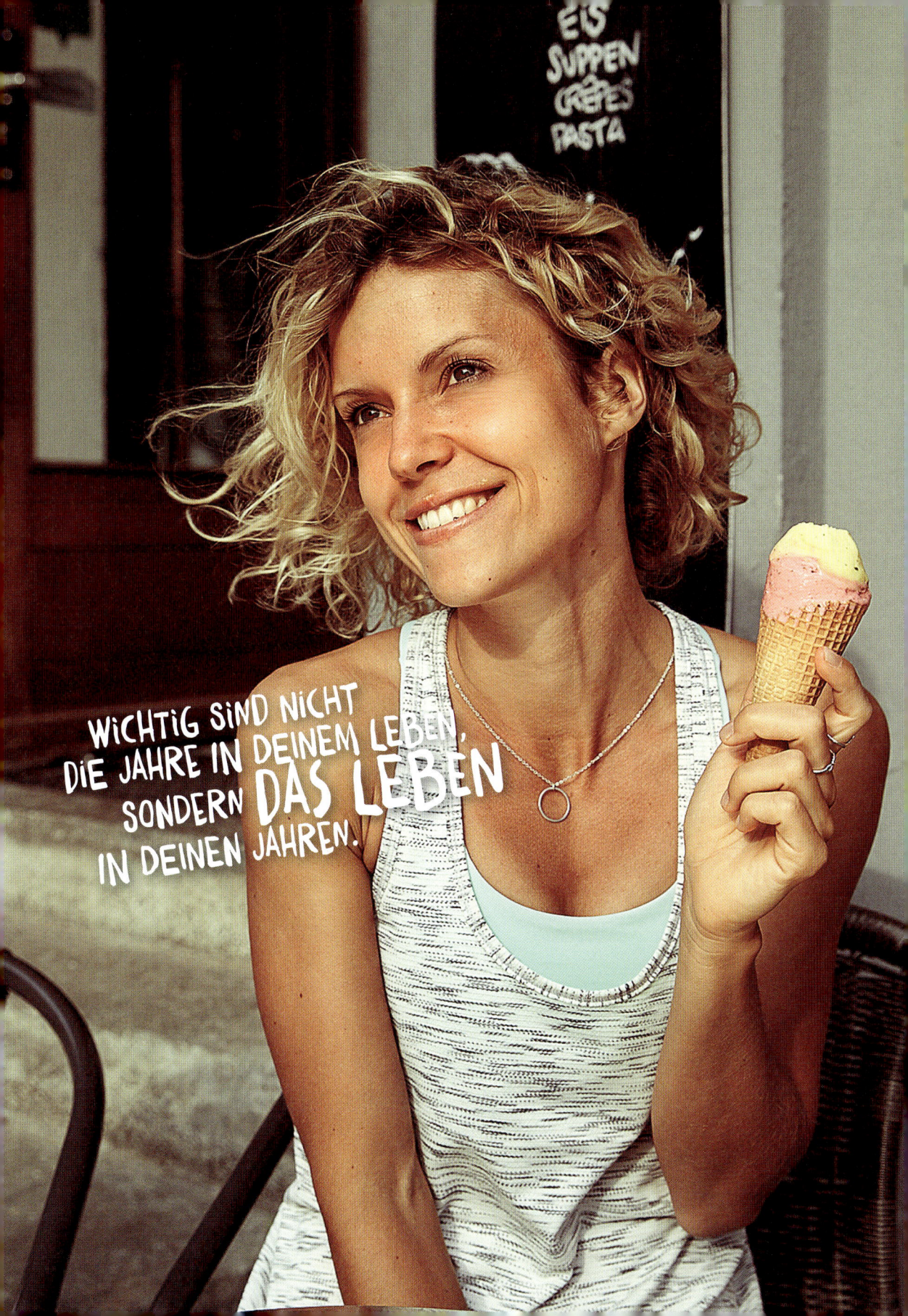

WICHTIG SIND NICHT
DIE JAHRE IN DEINEM LEBEN,
SONDERN DAS LEBEN
IN DEINEN JAHREN.

Wie erkenne ich, ob meine Strategie erfolgreich ist, und wann sollte ich sie wechseln?

Werd nicht verrückt, wenn sich mal eine Woche lang nichts tut. Organisation in das Chaos zu bekommen braucht viel Zeit, Geduld und die richtige Strategie. Wenn dein Ziel zum Beispiel eine Kör-perfettreduktion ist und du mit intensivem Training beginnst, kann es sogar sein, das du für eine Zeitlang an Gewicht zunimmst! Muskulatur wiegt mehr als Körperfett. Außerdem spielt auch die Flüssigkeitsaufnahme eine bedeutende Rolle. Verfolge dein Analyseprotokoll (Umfänge, Gewicht, Körperfettanteil) von Woche zu Woche. Nach vier Wochen solltest du das erste Resümee ziehen.

Du hast ein verbessertes Körpergefühl, bist fitter im Alltag und insgesamt besser gelaunt und die Messdaten haben sich positiv verändert: Bleibe bei den Strategien und evaluiere in 4 Wochen erneut!

> **Strategie beibehalten**

Du hast ein verbessertes Körpergefühl, bist fitter im Alltag und insgesamt besser gelaunt, obwohl sich an den Messdaten nichts verändert hat: Bleibe bei den Strategien und evaluiere in 4 Wochen erneut!

> **Strategie auf 8 Wochen ausweiten**

Du hast keine Veränderung im Körpergefühl, keine spürbaren Veränderungen im Alltag und auch deine Messdaten zeigen keine Veränderung, dann wird es Zeit, sich selbst neu zu evaluieren. Warst du ehrlich zu dir? Ist dein Ziel richtig gewählt?

> **Selbstevaluation**

Du hast negative Veränderungen im Körpergefühl, negative Veränderungen im Alltag und auch deine Messdaten zeichnen einen negativen Trend: Evaluiere dich selbst, wie konsequent du die Strategien umgesetzt hast. Wenn du alles so umgesetzt hast wie geplant, ist es Zeit, eine andere Strategie zu wählen!

> **Selbstevaluation Strategiewechsel Neustart**

Selbstevaluation

Habe ich meine Strategie so umgesetzt, wie ich es mir vorgenommen habe?	Ja / Nein
Wie konsequent war ich in der Umsetzung?	0-1-2-3-4-5-6-7-8-9-10
Woran bin ich gescheitert? Was war das Schwierigste für mich?	

Wie könnte ich es schaffen, die Probleme in der Strategie positiv zu beeinflussen?

Welche Veränderung will ich einführen, um die künftigen Probleme in den Griff zu bekommen?

Was beinhaltet das?

Warum ist das wichtig?

Wie erkenne ich, dass es mir gelungen ist, die Veränderung zu schaffen?

Wenn ich die Strategie wiederhole, schaffe ich es, die Probleme zu beheben?	0-1-2-3-4-5-6-7-8-9-10
Wie sicher bin ich mir im nächsten Versuch, die Strategie erfolgreich umzusetzen?	0-1-2-3-4-5-6-7-8-9-10

SCHUTZSCHILDE INSTALLIEREN

Wie kannst du dich davor bewahren, den gleichen Fehler zweimal zu machen? Ist deine Strategie oder vielleicht sogar dein ganzes Step-by-Step-Programm an bestimmten Punkten gescheitert, dann hast du nun einen riesigen Vorteil für den Neustart. Denn du hast bereits erfahren, was dich daran hindern kann, dein Ziel zu erreichen.

Die Definition von Wahnsinn? Den gleichen Prozess immer und immer wieder zu durchlaufen und ein anderes Ergebnis zu erwarten!

Wir Menschen sind bereits Chaos. Bitte werd nicht auch noch zusätzlich wahnsinnig. Gibst du deiner Strategie einen zweiten Versuch, steht es außer Frage, dass Probleme auftreten werden. Wie du damit umgehst, ist das Entscheidende. Dafür kannst du Tools bennen, die dir dabei helfen, in den Schlüsselsituationen nicht dieselben Fehler zu wiederholen. Ich nenne sie *Schutzschilde*. Geh den folgenden Gedankenprozess durch:

Überlege dir alle Stolpersteine, die im Lauf der Zeit aufgetreten sind. Was war in den bestimmten Situationen dafür verantwortlich, dass du deine Strategie nicht umsetzen konntest?
Trage sie in die Tabelle unter »Schutzschilde« ein.
Hast du alles notiert? Fallen dir keine weiteren Stolpersteine oder Auslöser ein? Gut! Dann widme dich jetzt der rechten Spalte und überlege dir Punkt für Punkt ein Schutzschild, mit dem du es schaffen kannst, in den besagten Situationen kompetenter zu reagieren.

Dein Schutzschild muss aus deinem Geist entspringen – das, was für dich funktioniert, was dich motiviert und was für dich die beste Hilfe darstellt. Investiere Zeit und Energie in diesen Schaffensprozess. Ein paar Beispiele zur Anregung will ich dir hier mitgeben:

WENN ICH ETWAS PARTOUT NICHT AUF DIE REIHE KRIEGE, ERZÄHLE ICH ES ERST MAL EINER FREUNDIN – DER ERSTE SCHRITT ZUR **PROBLEMBEWÄLTIGUNG!**

Stolperstein	Schutzschild
Immer auf dem Heimweg mit dem Auto werde ich schwach und halte beim Imbiss an.	einen anderen Heimweg fahren
Wenn ich nach der Arbeit heimkomme, schaffe ich es nicht mehr, mich zum Sport zu motivieren.	direkt nach der Arbeit zum Sport gehen
Meine Routine am Morgen ist so chaotisch, dass ich immer wieder keine Zeit zum Frühstücken finde.	Frühstück am Abend vorher vorbereiten
Im Alltag geht meine Mobility-Routine immer wieder unter und ich mache sie zu unregelmäßig.	in den Terminkalender feste Zeiten mit Erinnerungsfunktion eintippen

Stolperstein	Schutzschild

CHANGE

Nachdem wir sechs Kapitel lang zusammen gereist sind, du alle Strategien im Gepäck und alle Evaluationen an die Hand bekommen hast und weißt, wie du auch über Umwege langfristig an deiner Zielrichtung festhalten kannst, möchte ich dir noch einen letzten Gedanken mitgeben:

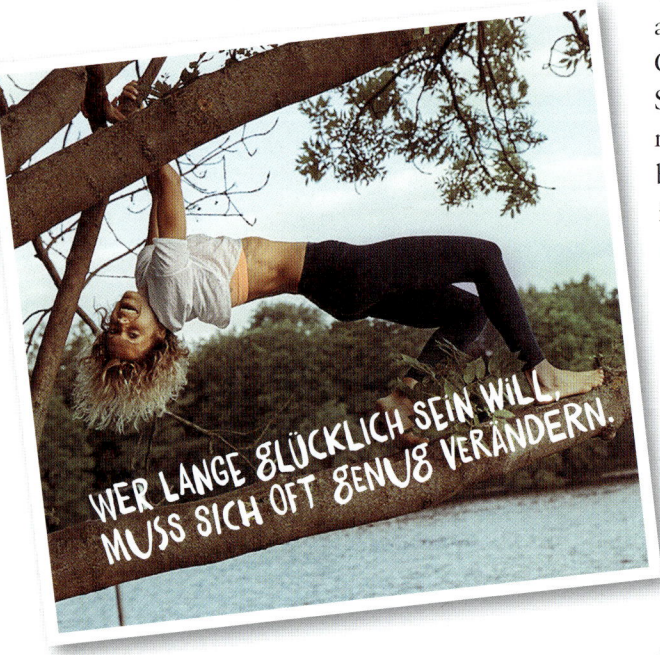

WER LANGE GLÜCKLICH SEIN WILL, MUSS SICH OFT GENUG VERÄNDERN.

Deine Reise endet erst mit deinem letzten Atemzug. Davon hast du aber noch Abermillionen vor dir! Der Mensch ist in seinem Innersten dazu gemacht, sein Leben an die für ihn bestmögliche Perspektive anzupassen. Ein kurzer Blick auf unsere Entstehung macht das schnell klar. In uns schlummert der Drang nach Veränderung, aber wir sind bequem geworden. Und entscheidend ist, diese Horizonterweiterung für uns selbst richtig anzuwenden. Wir leben in einer Welt voller Vielfalt und Entfaltungsmöglichkeiten, denen wir gar nicht gerecht werden können. So gut und bequem lag das Leben noch nie vor uns. Das ist einerseits wichtig, im Hinterkopf zu haben und anzuerkennen, andererseits ist es eine Challenge, zu der ich dich auffordere: Sei dankbar, diese Chance zu haben, und nutze sie! Sei offen für Neues! Sei nicht bequem, sondern verändere dich! Suche immer nach Möglichkeiten, die sich (täglich!) auftun, und bleibe neugierig. Vieles, was dich ausmacht, hat einfach nur mit den Faktoren Erziehung, Herkunft und Erlebnisse zu tun. Was aber, wenn du durch neue Erfahrungen andere Seiten und Sichtweisen kennenlernst und diese den alten vorziehst? Jeder hat das irgendwie bereits erlebt. Sei mutig und fordere das Neue immer wieder heraus. Behalte erfolgreiche Strategien bei und bleib trotzdem nicht auf dem Fleck. Vergiss nicht: Wenn ein System sich nicht verändert, stagniert es. Das Leben ist ein ständiger Wandel, mit dem du lernen musst, kompetent und verantwortungsvoll umzugehen. Also lebe und verwirkliche dich jeden Tag neu. Es wird dich unterm Strich viel weiterbringen und zufriedener machen.

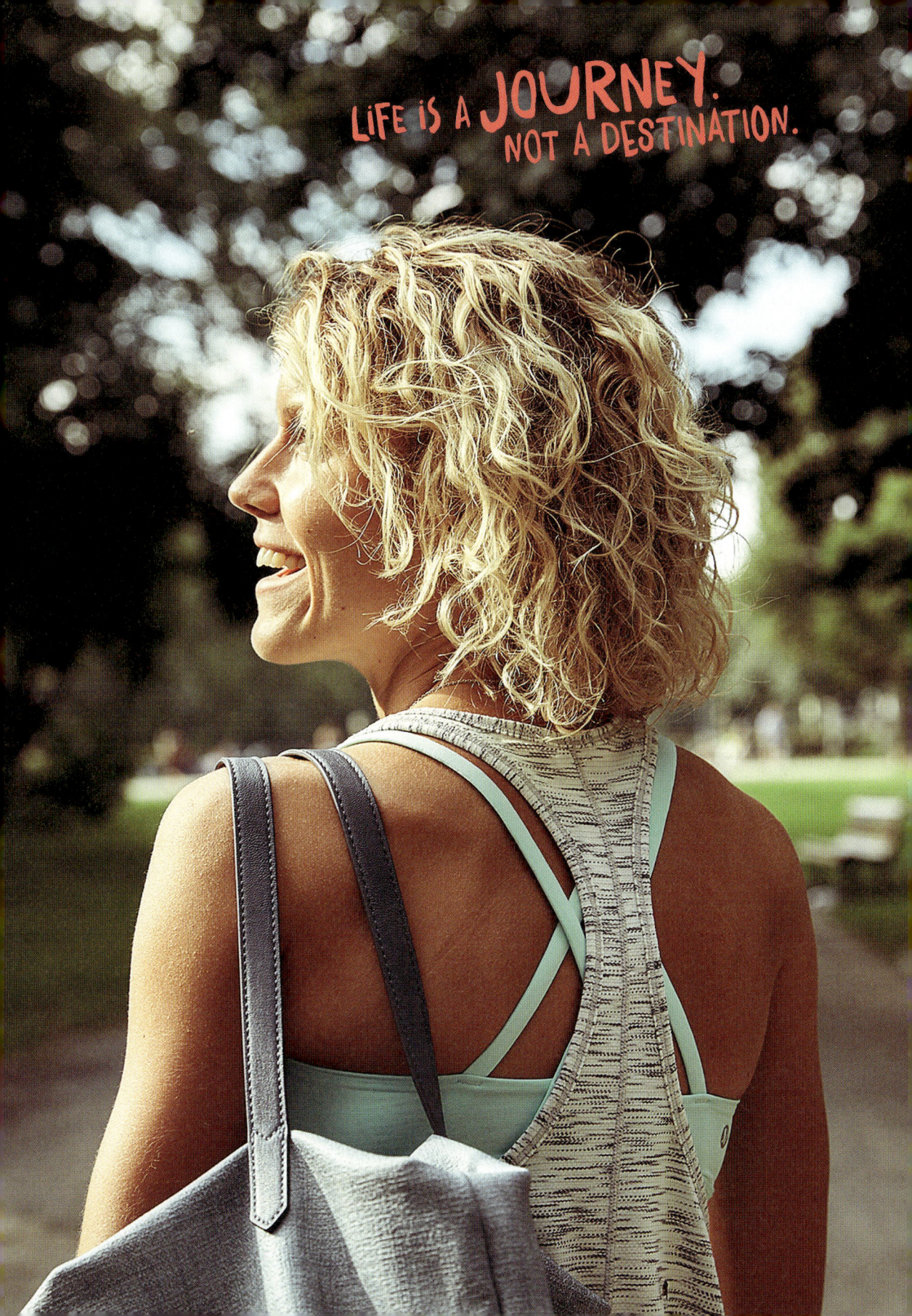

AKZEP-TANZ!

Ich hoffe, du fühlst dich durch das Buch in Zukunft wohler in deiner Haut. Denn das ist schließlich das Ziel: Du sollst mit dir – außen wie innen – zufrieden und im Reinen sein, trotz deiner Schwächen oder Imperfektion. Dein Selbstbewusstsein und deine positive Ausstrahlung kommen aus dir heraus, das kann dir keiner nehmen. Sei du selbst und steh dazu, und dein Umfeld akzeptiert dich genauso, wie du bist. Dann wird Perfektion unwichtig. Solange du in dir ruhst und dich akzeptierst, gehst du deinen Weg hier weiter. Lass dich nicht von außen manipulieren und an dir und deinem Weg zweifeln. Atme durch, bleibe bei dir, tanze durchs Leben und bleibe auf Dauer fit und fröhlich!

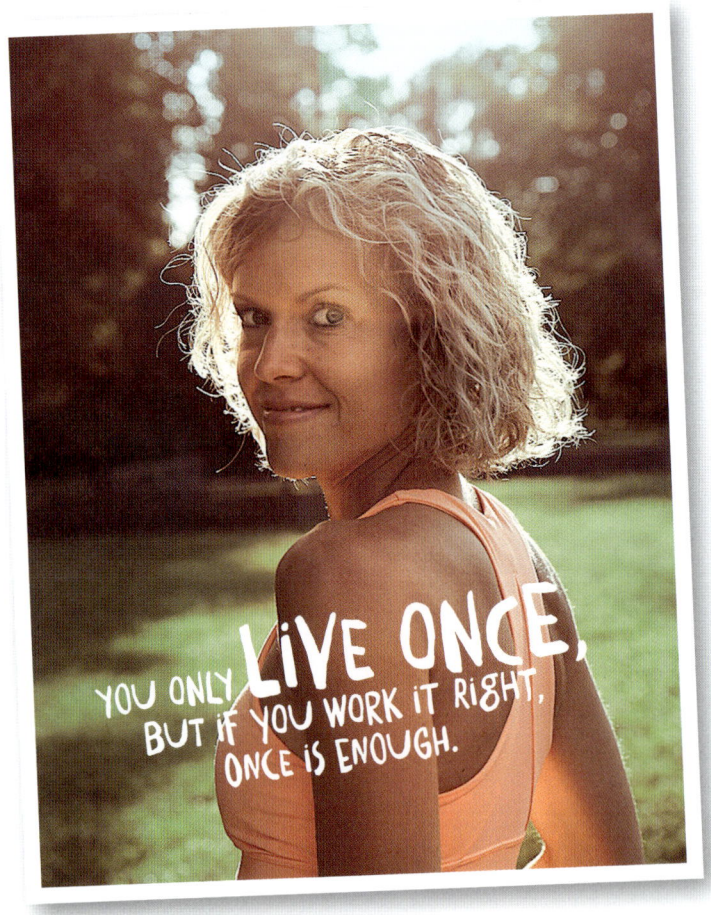

DANKSAGUNG

Eine gute Fitness ist nichts ohne die richtige Grundlage. Und ein gescheites Buch ist nichts ohne viele fleißige Mithelfer, Motivationsstützen und Gedankengeber.

Familie ist für mich die Basis für alles, was möglich ist. Sozusagen meine Grundlagenausdauer GA1. Alles, was ich bin oder sein werde, baut auf einer unfassbar reichen, weil glücklichen, Kindheit auf. Zusammen mit meiner kleinen Schwester Fanny, die mir so oft zur großen wurde. Der Glaube an mich ist und wird immer da sein, und dadurch werden solche Aufgaben wie dieses Buch überhaupt erst möglich.

Um dann aber richtig durchzustarten, braucht es Trainer und Partner. Marcus Wanke hat mir fleißig den Rücken freigehalten, damit ich mich ganz auf das Projekt fokussieren kann. Ich bin sehr dankbar, dass wir den Verlag Droemer Knaur gewinnen konnten. Vom ersten Tag an haben die Mitarbeiter – und Tamara Hell im Besonderen – an das gemeinsame Projekt geglaubt. Und mich dabei einfach machen lassen, was ich gar nicht genug wertschätzen kann. Es war von Anfang bis Ende eine vertrauensvolle, gewinnbringende Zusammenarbeit.

Wer könnte besser für die täglichen Kraftreserven sorgen als Freunde, die immer da sind und mich bestärken. Julia, meine Seele. Besondere Herzensmenschen wie Anja und Micha, die mir in dem bewegten Leben ein Halt sind. Katie, dein Lachen ist das beste Dopamin der Welt. Dirk, mit dem Sport machen immer pure Freude sein wird. Und BB, dir gilt auf ewig mein größer Dank.

Danke an Wegbegleiter, die einen ans Limit pushen oder auch neu ermutigen, wie Jörn und sein so inspirierender Sportsgeist. Eine mentale Bereicherung, die wiederum das Buch bereichert.

Frank, mit seinem unerschütterlichen Glauben an mich und den vielen Momenten, in denen er mich im letzten Jahr neu geordnet und das letzte bisschen rausgekitzelt hat.

Durch die Arbeit durfte ich mit Ruben einen exzellenten Fotografen kennenlernen, der sich auch hinter der Linse als ein Gewinn und (hoffentlich langfristiger Lauf-)Freund entpuppte. Sophie, die wie keine andere Physiotherapeutin ihr Wesen, das ich nur als soothing bezeichnen kann, in die Massage einbaut. Meine Regeneration sozusagen.

Riesendank an die »Verpflegungsstation« mygoodness und BEcycle. All die Kaffees, Energie Balls und Ginger Shots, das zwischenzeitliche Radeln oder Yoga für neue Inspiration, aber vor allem die Wärme und der Zuspruch. Danke an die wunderbare Izzy, die bewundernswerte tüchtige Gundi und den lieben Valentin, der mit seinem Geschäftssinn noch weit kommen wird.

Kein Training ohne passendes Gear, in meinem Fall die Fashionmarken Fabletics und Lululemon. Tolle Kollektionen, die allein schon durch das Tragen Lust auf Bewegung machen. Großer Sport, vielen Dank!

Last, never least: Timo, du bleibst ein Vorbild. Deine Begeisterung für neue Herausforderungen, dein gesunder Ehrgeiz und dein effizientes Arbeiten bleiben unerreicht. Ein Trainer mit großer Perspektive. Danke für dieses gemeinsame Projekt, es war erst recht mit dir ein leichtes.

Literatur

Abravanel, E. und King Morrison, E.: Dr. Abravanels's Body Type Diet and Lifetime Nutrition Plan. New York 1999.

Babatuta, L.: The power of Less. New York 2009.

Berardi, J., Andrews, R., Pierre, B. et al. : The essentials of Sports and excercise Nutrition. 2017.

Campbell, T. C. und Campbell, T. M.: Die China Studie. Bad Kötzing 2011.

Check, P.: How to eat, move and be healthy! San Diego 2004.

Dweck, C.: Mindset. New York 2017.

Jaminet, P., Jaminet, Shou-Ching. Perfect Health Diet: regain health and lose weight by eating the way you were meant to eat. New York 2013.

Keferstein, G., Bundestrainerforum Trainerakademie Köln: Regenerationsmanagement. Präsentation. Köln 2015.

Kiecolt-Glaser, Janice K. et al.: Brain, Behaviour and Immunity. 2012.

Sapolsky, R.: Why Zebras don't get Ulcers. St. Martin Griffin Verlag. New York 2004.

Schnabel, G., Harre, D., Krug, J.: Trainingslehre – Trainingswissenschaft: Leistung – Training –Wettkampf. Berlin 2011.

Stalzer, K. und Schnitzler, C.: Was den einen nährt, macht den anderen krank. Oberstdorf 2015.

Weineck, J.: Optimales Training. Balingen 2010.

Wolcott, W. und Fahey, T.: Metabolic Typing. Kirchzarten bei Freiburg 2000.

Zitatnachweis

FELIX KLEMME
Natürlich fit

Effektives Workout für Starter und Profis

TV-Moderator und Sportwissenschaftler Felix Klemme zeigt, was der Körper braucht, um gesund und widerstandsfähig zu sein: Tägliche Bewegung, Natur und ein kurzes, aber knackiges Workout. Die 60 Übungen seines Fitness-Trainings sind individuell zusammenstellbar und sowohl für motivierte Einsteiger als auch für routinierte Profis ein Gewinn.

Mit zahlreichen Fotos und ausführlichen Übungsanleitungen sowie einem Test zur persönlichen Fitness-Situation kann jeder sein eigenes Trainingsprogramm starten – mit wenig Aufwand und ohne teure Geräte.

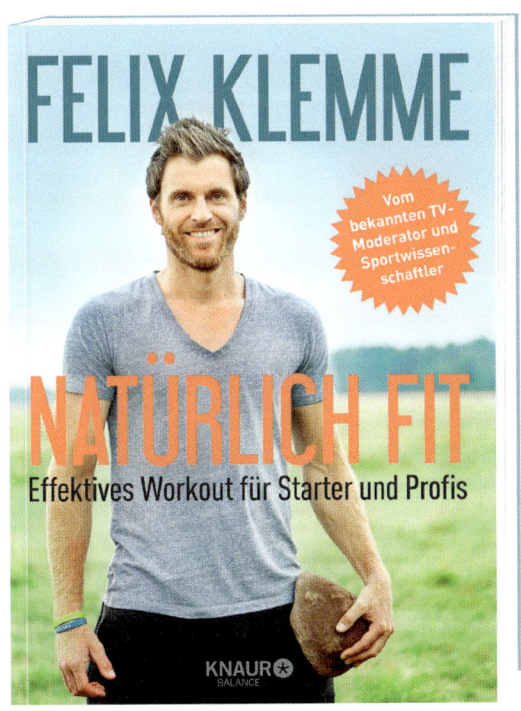

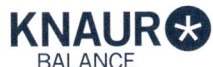